Gewaltfreie Pflege

Gewaltfreie Pflege

Johannes Nau, Nico Oud, Gernot Walter

Johannes Nau
Nico Oud
Gernot Walter

Gewaltfreie Pflege

Praxishandbuch zum Umgang mit aggressiven und potenziell gewalttätigen Patienten

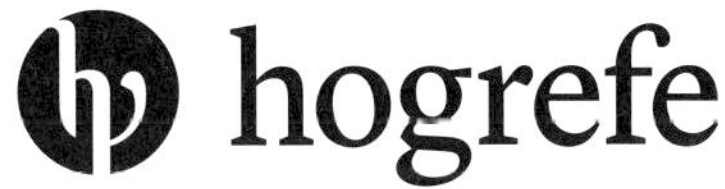

Johannes Nau. Dr. rer. cur., Dipl.-Pflegepäd, DE-Ludwigsburg
E-Mail: j.nau@gmx.de

Nico Oud. MScN, N. Admin., RN, NL-Amsterdam
E-Mail: nico.oud@freeler.nl

Gernot Walter. Dipl. Pflegewirt, Fachkrankenpfleger für Psychiatrie, DE-Mainhausen
E-Mail: post@gernotwalter.de

Bibliografische Information der Deutschen Nationalbibliothek
Die Deutsche Nationalbibliothek verzeichnet diese Publikation in der Deutschen Nationalbibliografie; detaillierte bibliografische Daten sind im Internet über http://www.dnb.de abrufbar.

Anregungen und Zuschriften bitte an:
Hogrefe AG
Lektorat Pflege
z.Hd.: Jürgen Georg
Länggass-Strasse 76
3000 Bern 9
Schweiz
Tel: +41 31 300 45 00
E-Mail: verlag@hogrefe.ch
Internet: www.hogrefe.ch

Lektorat: Jürgen Georg, Martina Kasper
Bearbeitung: Michael Herrmann
Herstellung: René Tschirren
Umschlagabbildung: Jürgen Georg, Schüpfen
Umschlaggestaltung: Claude Borer, Riehen
Illustration/Fotos (Innenteil): Johannes Nau
Satz: Claudia Wild, Konstanz
Druck und buchbinderische Verarbeitung: AZ Druck und Datentechnik GmbH, Kempten
Printed in Germany

1. Auflage 2018

(E-Book-ISBN_PDF 978-3-456-95866-8)
(E-Book-ISBN_EPUB 978-3-456-75866-4)
ISBN 978-3-456-85866-1
http://doi.org/10.1024/85866-000

Inhalt

Vorwort

Gerade fünf Jahre ist es her, dass unser großes Buch „Aggression und Aggressionsmanagement – Praxishandbuch für Gesundheits- und Sozialberufe“ (Walter et al. 2012; Bern: Huber) erschienen ist. Inzwischen bezeichnen es viele als Standardwerk, ist es Grundlage zahlreicher Fortbildungen geworden und hat nicht nur im beruflichen Bereich interessierte Leser gefunden. In Anbetracht seiner über 600 Seiten ist das ein sehr erfreuliches Ergebnis.

Immer wieder wurden wir darauf angesprochen, ob es nicht auch ein kompaktes Buch geben könnte, in dem ein schneller, praxisorientierter Überblick geboten werden würde und das weniger wiegt als die 1,3 Kilo des Hauptwerks. Diesem Wunsch soll mit diesem kleinen Büchlein entsprochen werden.

Es ist nicht nur voll kompatibel mit dem großen Buch, sondern berücksichtigt auch die Entwicklungen, die zum Glück in der Zwischenzeit stattgefunden haben. Es wurde stärker auf interessierte Leser zugeschnitten, die sich nicht (nur) beruflich mit der Thematik auseinandersetzen. Wer nach dieser praxisorientierten Einführung Sachverhalte vertiefen oder wissenschaftlich aufbereiten möchte oder spezielle Antworten für spezielle Settings sucht, kann zur weiteren Vertiefung problemlos und ohne Brüche in der Logik das große Buch danebenlegen.

Besonders erfreulich wäre es, wenn dieses Buch für viele weitere Personen, wie pflegende Angehörige, Ehrenamtliche und beruflich Pflegende zu einem niederschwelligen Einstieg führen und dort seine entlastende Wirkung entfalten und Mut machen würde.

Stuttgart, im November 2017

Johannes Nau
Nico Oud
Gernot Walter

1 Einführung

Fühlt es sich gut an, aggressives oder gewalttätiges Verhalten an sich zu erfahren? Nein!

Fühlt es sich gut an, zu wissen, dass man selbst sich grenzüberschreitend verhalten hat? Nein!

Selbst wer einen Krieg gewonnen hat, hat den Frieden verloren, sagt ein altes Sprichwort. Da ist es doch sehr erstaunlich, weshalb es in der aufgeklärten Welt so häufig zu übergriffigem Verhalten kommt. Auch die Welt des Gesundheits- und Sozialwesens gehört dazu. Das ist umso verwirrender, als es dabei im Eigentlichen um die Welt des Helfens und Hilfe-Empfangens geht.

Über Skandale zu Aggressionsereignissen im Gesundheitswesen wird gerne in großen Lettern in Tageszeitungen berichtet. Häufig werden Pflegende als Aggressor dargestellt. Erst seit jüngerer Zeit findet man Beiträge darüber, dass das Gesundheitspersonal oder Angehörige Ziel aggressiven Verhaltens werden. Fragt man Pflegepersonal und im Besonderen Leitungsverantwortliche von Gesundheitseinrichtungen oder Pflegeheimen nach Problemen mit Aggressions- und Gewaltereignissen, so können immer noch zurückhaltende bis verneinende Antworten gehört werden. Der wissenschaftliche Erkenntnisstand zeigt aber, dass erkrankte oder pflegebedürftige Menschen nicht friedlicher als andere Menschen sind. Im Gegenteil befinden sich diese Menschen in besonderen, krisenhaften Lebenssituationen. Wir wissen, dass jede Person in eine überfordernde Krisensituation geraten kann, in der sie auf sozial erwünschte Kommunikationsformen keinen Zugriff mehr hat, obgleich ihr das ansonsten möglich wäre.

Aggression, die gegen Gesundheitspersonal gerichtet ist und von Patienten ausgeht, ist ein Problem, welches alle Fachbereiche und Abteilungen betrifft (Cooper et al., 2002; Hahn et al., 2008; Needham et al., 2005; von Hirschberg et al., 2009). Notaufnahmen wie auch Normalstationen sind als potenzielle Orte von Aggression durch Patienten und Besuchende zu sehen – darauf weist schon 2001 der International Council of Nurses (ICN) hin (ICN, 2007). Aber auch innerfamiliäre Übergriffe spielen eine bedeutende Rolle. Für einen 5-Jahreszeitraum ermittelten Hirsch und Brendebach (1999), dass zirka 10 % der alten Menschen in ihren Familien Gewalterfahrungen gemacht haben. An Demenz leidende Menschen sind dabei einem besonders hohen Risiko ausgesetzt (Thoma et al., 2004).

Erstaunlicherweise ist bis heute der Umgang mit aggressivem Verhalten bzw. die Vorbeugung aggressiven Verhaltens von Patienten und Angehörigen in vielen Ländern kein geregelter Gegenstand der Pflegeausbildung – auch in Deutschland nicht (Nau et al., 2010b). Dabei scheinen gerade Studierende und Auszubildende besonders stark von der Problematik betroffen zu sein (Nau, 2014; Nau et al., 2010a; Nau et al., 2010b).

Aggressionserlebnisse in der Pflege und Hinweise auf stattgefundene Gewalt scheinen ein Tabuthema zu sein. Es kann eine Scheu beobachtet werden, Hinweise auf innerfamiliäre Übergriffe anzusprechen (Grassberger et al., 2013b) wie auch über eigene Erfahrungen zu berichten. Pflegekräfte reden selten über Aggressionen von Patienten und deren Besuchern (Danesh et al., 2008). Sie scheinen häufig von der Sorge geleitet, dass ein von ihnen berichtetes aggressives Patientenverhalten dann ihnen selbst zur Last gelegt werden würde. Manche hegen sogar die Überzeugung, Aggressionsereignisse seien eben „unausweichlich" als *part of the job* zu sehen (Duxbury, 2002; Rintoul et al., 2009). Die Schlussfolgerung „Unausweichlichkeit" ist jedoch kritisch zu sehen, da es inzwischen hilfreiche, an Pflegesituationen ausgerichtete Präventions- und Deeskalationsmethoden gibt. Die Weltgesundheitsorganisation (WHO) macht zusammen mit dem International Council of Nurses (ICN), der International Labour Organization (ILO) und den Public Services International (PSI) deutlich, dass Anstellungsträger die Pflicht haben, einen sicheren und gewaltfreien Arbeitsplatz zu gewährleisten und dass ein Angestellter das Recht darauf hat, solches zu erwarten (International Labour Office [ILO] et al., 2002).

In dieses Buch fließen die aktuelle Kenntnislage aus nationalem und internationalem Austausch mit Kolleginnen und Kollegen und aus dem praktischen Alltag sowie aus wissenschaftlichem Diskurs ein. Leitend für dieses Buch ist der Wunsch, auf Belege gegründetes wissenschaftliches Wissen in Verbindung mit Erfahrungswissen weiterzugeben. Es gilt, Theorie und Praxis in gegenseitigem Kraftschluss zu halten. Es geht dabei um den Leitsatz, der Immanuel Kant zugeschrieben wird: „Theorie ohne Praxis ist leer, Praxis ohne Theorie ist blind".

Wir Autoren stehen im nationalen und internationalen Austausch mit Kolleginnen und Kollegen aus dem praktischen Alltag und aus der Wissenschaft. Leitend für dieses Buch ist der Wunsch, mehr als Erfahrungswissen weiterzugeben, nämlich die beste Kenntnislage, die uns mit Blick auf unsere täglichen Handlungen hilfreich ist.

Dieses kompakte Buch hilft dem Praktiker, den Sachverhalt zu durchschauen und gibt wertvolle Hinweise zur Vorbeugung sowie für das Reagieren in aggressiven Situationen. Durch die Verwendung umfangreicher wissenschaftlicher Referenzen bietet es zudem hohe Transparenz und ist auch für akademische Zwecke ein guter Einstieg in das Thema.

2 Begriffserklärungen

Die Wortstämme zu Aggression und Gewalt tauchen in unterschiedlichsten Kontexten auf. Auch die Erklärungsansätze sind äußerst vielschichtig. Sie gehen von evolutionstheoretischen Ansätzen, Sozialisationstheorien über neurophysiologische und hormonelle Prozesse bis hin zu Persönlichkeit und Motivation (Wahl, 2009). Sie konkretisieren sich schließlich in der jeweiligen Situation, in der zwei oder mehr Menschen miteinander interagieren. Das vorliegende Buch nimmt speziell Aggressionsereignisse und Gewalt zwischen Menschen im Gesundheits- und Sozialwesen in den Fokus. Andere Gewaltbegriffe, wie zum Beispiel staatliche oder strukturelle Gewalt, sind für dieses Buch davon abgegrenzt.

Mit *staatlicher Gewalt* sind Organisationsprinzipien gemeint. In einem demokratischen Rechtsstaat ist das zum Beispiel die Unterteilung in Legislative, Exekutive und Judikative. Ein Staat kann ein Tun (z. B. Steuern zu zahlen) oder ein Unterlassen fordern (z. B. keine Bank auszurauben). Ein Rechtsstaat ist sogar selbst in seinem Tun oder Unterlassen gebunden und ordnet seine ausführenden, gesetzgebenden und rechtsprechenden Gewalten einer gegenseitig mäßigenden Kontrolle unter.

Bei *struktureller Gewalt* handelt es sich um eine vermeidbare Beeinträchtigung grundlegender menschlicher Bedürfnisse (Galtung, 2007). Dieser Gewaltbegriff findet sich auch in Schriften über das derzeitige Gesundheits- und Sozialwesen, wenn kritisiert wird, dass Patienten oder Bewohnende organisationsbedingt in der Ausübung ihrer persönlichen Gewohnheiten und Bedürfnisse eingeschränkt werden. Strukturelle Gewalt wird oft nicht direkt wahrgenommen, da die Gewalt sich nicht durch identifizierbare einzelne Angriffe äußert. Sie kann aber, wie später im Rahmen des NOW-Modells dargestellt werden wird, als *Umgebungsfaktor* die Entstehung von Aggressionsereignissen vorbereiten.

Der Fokus liegt also auf *Aggressions- und Gewaltereignissen im Gesundheits- und Sozialwesen*. Doch ist wirklich klar, was mit Aggression und Gewalt gemeint ist? Um den Sachverhalt näher beleuchten zu können, ist es zunächst erforderlich, die Begriffe „Aggression“ und „Gewalt“ genauer zu betrachten. Definitionen und Theorien gibt es zuhauf (Bjørkly, 2006). Es sollte deshalb darauf geachtet werden, eine Definition zu nutzen, die Beschreibungen, Erklärungen und Vorhersagen ermöglicht, welche für die Konstellationen im Gesundheits- und Sozialwesen hilfreich sind. Aggressionsereignisse im Gesundheits- und Sozialwesen lassen sich in der Regel als reaktive Aggressionen einordnen. Im Unterschied zu einer geplanten (proaktiven) Handlung, wie zum Beispiel Bankraub, handelt es sich hier um Handlungen, die als Reaktion auf etwas Erlebtes stattfinden (*Tab. 2-1*). Das können zum Beispiel erlebte Ungerechtigkeit, Missachtung, Gefahr oder Eingriffe in die Freiheitsrechte sein.

In diesem Buch sollen die Begriffe „Aggression" und „Gewalt" gemäß Morrison (1990), Anderson (2000) und der Weltgesundheitsorganisation (WHO, 2002) verstanden werden.

In Anlehnung an eine Veröffentlichung der American Psychological Association (APA) aus dem Jahre 1974 definierte Morrison den Begriff „Gewalt" als jegliche Form von verbalem, nonverbalem oder körperlichem Verhalten, welches für den Patienten selbst, andere Personen oder deren Eigentum bedrohlich ist, oder körperliches Verhalten, wodurch der Patient selbst, andere Personen oder deren Eigentum zu Schaden kommen.

Anderson hatte für die Enzyklopädie der APA im Jahr 2000 die Betrachtung weiter ausdifferenziert und der subjektiven Komponente Gültigkeit gegeben (vgl. Anderson, 2000). So verzichten Anderson und Bushman (2002) darauf, definitorisch zu unterscheiden, ab wann ein Verhalten nicht mehr nur Aggression ist, sondern als Gewalt bezeichnet werden muss. Stattdessen wird der Person, die das Ereignis erlebt hat, die Definitionsmacht gewährt und sie entscheidet selbst, ob sie noch von Aggression oder bereits von Gewalt sprechen will. Gewalt wird in dieser Definition als die extreme Form von Aggression gesehen. Der Verzicht auf eine Unterscheidung durch sichtbare äußere Merkmale ist sinnvoll, denn identisch scheinende

Tabelle 2-1: Reaktive Aggression und proaktive Aggression im Vergleich (Quelle: Walter et al., 2012, S. 64, n. Richter)

Reaktive Aggression	Proaktive Aggression
defensiv	offensiv
impulsiv	vorsätzlich
unkontrolliert	kontrolliert
affektiv	geplant
Beispiel: Pflegekraft wird während einer Intimpflege weggestoßen	Beispiel: geplanter Banküberfall

Ereignisse können von verschiedenen Menschen unterschiedlich bewertet werden. Empfindet nur eine der beteiligten Personen ein Verhalten als übergriffig, aggressiv, gewalttätig, so ist dieses fraglos prägend für die weitere Entwicklung. Es kommt also nicht nur darauf an, was passiert ist, sondern auch darauf, wie es erlebt wurde. Beispielsweise empfinden manche Menschen angespuckt zu werden als unangebracht, aber nicht weiter belastend, während andere solches Verhalten als schockierend und zutiefst demütigend einordnen.

Bei Anderson steht die Intentionalität einer aggressiven Handlung im Vordergrund (Anderson, 2000). Ihm zufolge ist menschliche Aggression das Verhalten von einer Person (des Angreifers) mit der Absicht, einer anderen Person zu schaden, von der der Aggressor glaubt, dass sie den Schaden vermeiden möchte. Schaden schließt direkte physische und psychische Schäden und indirekte Schäden, wie die Beschädigung von Sachen, ein. Die WHO-Definition von Gewalt geht noch einen Schritt weiter und betont, dass die Behinderung einer normalen Entwicklung sowie Entbehrung, Mangel und Verlust („maldevelopment or deprivation") genauso zu berücksichtigen sind (WHO, 2002).

Wichtig ist hierbei, Folgendes im Blick zu behalten:

1. Auch wenn sich jemand in einer Situation *nur* bedroht *fühlt*, ist dies bereits als Ausdruck eines psychischen Übergriffs und als Schädigung einzuordnen. Eine Drohung mit aggressivem/gewalttätigem Verhalten („Ich hau Dir eine rein.") ist also bereits aggressives/gewalttätiges Verhalten. Dies ist erwähnenswert, da in solchen Fällen häufig die falsche Annahme anzutreffen ist, es sei ja nichts passiert.
2. Auch ein Nichthandeln repräsentiert ein Verhalten. Beispielsweise ist es aggressives Verhalten, wenn pflegebedürftige Menschen ohne Dekubitusprophylaxe liegen gelassen werden und auf diese Weise zu Schaden kommen.
3. Eine „Absicht zu schaden" muss nicht unbedingt intellektuell durchgearbeitet worden sein. Es kann sich um internalisierte Kenntnis und Expertise handeln, wie zum Beispiel auch ein Autofahrer auf kurviger Strecke in angepasster Geschwindigkeit nicht vor jeder Kurve durchrechnet, mit welcher Geschwindigkeit diese zu nehmen ist, aber dennoch von der Absicht geleitet ist, ohne Unfall ans Ziel zu kommen.
4. Unbeabsichtigter Schaden ist in diesem Sinne nicht *aggressiv*, weil er eben nicht beabsichtigt ist. Auch *Schaden,* der durch das *Opfer* gesucht wird, ist keine Aggression im Sinne dieser Definition, wenn der Schadenzufügende versucht, dem anderen zu helfen und übergeordnete Ziele erreicht werden sollen. So ist eine Schmerzauslösung im Rahmen einer erwünschten zahnärztlichen Behandlung zum Beispiel kein aggressives Verhalten des Zahnarztes.

5. Die umgangssprachliche Verwendung des Wortes „aggressiv" ist nicht immer Aggressivität im Sinne dieser wissenschaftlichen Betrachtung, sondern manchmal eher der Bedeutung „Durchsetzungskraft" und „Selbstbehauptung" entsprechend (Anderson, 2000). Wenn zum Beispiel über einen Skirennläufer und dessen aggressiven Fahrstil berichtet wird, meint dies nicht, dass er Konkurrenten oder Publikum schädigt.

Die folgende Definition beschreibt die wesentliche Grundhaltung des Buches (s. Kasten). Besonders erwähnenswert ist, dass der betroffenen Person die Definitionsmacht hinsichtlich des aggressiven oder des noch stärkeren gewalttätigen Verhaltens gegeben wird. In der Konsequenz heißt dies, dass es für eine bestimmte Situation zu respektieren gilt, wenn jemand etwas als übergriffig oder gar als besonders stark übergriffig erlebt hat.

Kurze Definition von Gewalt und aggressivem Verhalten

- Aggressives Verhalten hat die Schadenserzeugung zum Ziel. Es handelt sich also nicht um ein Versehen.
- Gewalttätiges Verhalten ist die ausgeprägte Form von aggressivem Verhalten.
- Ob etwas die Bedeutung von Aggression oder von Gewalt hat, hängt nicht nur von Absichten und erkennbaren Äußerlichkeiten ab, sondern auch vom Erleben der betroffenen Person.
- Es kommt nicht darauf an, ob die Schädigungsabsicht dem Aggressor bewusst ist.
- Schaden ist alles, was geschädigt worden ist (z.B. psychisches Wohlbefinden, körperliche Unversehrtheit, Gegenstände).
- Schadenserzeugung ist nicht nur vom Tun abhängig, sondern auch durch Unterlassen möglich.
- Das Erleben von Schaden in leichter oder schwerer Form ist von den Mitmenschen als Bestimmungsfaktor für den weiteren Umgang mit der Situation zu akzeptieren.

3 Orte der Gewalterfahrung und ihre Häufigkeit

Aggression und Gewalt an sich zu erfahren ist belastend, irritierend und wird häufig persönlich genommen. Dieses Kapitel liefert Informationen über die Häufigkeit des Auftretens (Prävalenz) und Ressourcen für eine Deeskalation. Hauptanliegen ist, den Betroffenen, die häufig dazu neigen, das Ereignis persönlich zu nehmen, Entlastung zu ermöglichen. Die Entstehung des Ereignisses hat nämlich vor allem etwas mit dem Setting zu tun, in dem Menschen in eine Patienten-, Bewohner- oder besondere Verantwortungsrolle geraten sind. Diese Situationen sind häufig mit krisenhaften Ereignissen verbunden, fordern den ganzen Menschen in seiner Bewältigungsfähigkeit und stellen nicht selten eine Überforderung dar.

3.1 Prävalenz von Aggressionsereignissen im Gesundheitswesen

Nach Ansicht vieler Laien und Pflegekräfte scheint die Aggressionsproblematik besonders eine Herausforderung für die Psychiatrie zu sein. Wie aber aus wissenschaftlichen Untersuchungen entnommen werden kann, ist die gegen Gesundheitspersonal gerichtete und von Patienten, Bewohnenden und Angehörigen ausgehende Aggression ein Problem, das alle Fachbereiche und Abteilungen sowie alle Berufsgruppen betrifft, die im interaktiven Kontakt mit Patienten, Bewohnenden und Besuchenden stehen (Hahn et al., 2008; Needham et al., 2005; Needham et al., 2014; Richter et al., 2013; von Hirschberg et al., 2009).

Ein lebendiges und exemplarisches Bild der Situation zeichnet eine große disziplinübergreifende Studie des Wiener Krankenanstalten Verbundes (KAV), für die 1250 Aggressionsereignisse ausgewertet wurden und die bis heute nichts an Aktualität verloren hat. Nach eigener Aussage wurden 78 % aller Mitarbeitenden in den letzten 12 Monaten verbal angegriffen oder beschimpft und 44 % gaben an, mit tätlichen Angriffen im Beruf konfrontiert worden zu sein. In allgemeinen Krankenhäusern ging die Aggression zu 78 % von Patienten und zu 22 % von Besuchenden aus (Dorfmeister et al., 2009b).

Die Problematik ist international und interprofessionell zu finden. Sie ist nicht auf Institutionen begrenzt und findet sich genauso im ambulanten bzw. häuslichen Bereich. Die Problemlage und -vielfalt stehen für Wissenschaftler außer Zweifel. Dies bestätigt auch ein Blick in verschiedene Tagungsbände, wie zum Beispiel den Band des Kongresses „Violence in the Health Sector" (Needham et al., 2016) und seiner Vorgänger.

Orientierende Zahlen zur ambulanten Situation zeigen Untersuchungen von Görgen et al. (2007b). Dort berichten 503 Pflegekräfte für die zurückliegenden 12 Monate 60,8 % verbale Übergriffe, 36,1 % körperliche Übergriffe, wie grob angefasst, gekratzt, beworfen, gestoßen worden zu sein, 17 % sexuelle Belästigung, 8,4 % getreten worden zu sein, 6,4 mit der Faust und 2,8 % mit einem Gegenstand geschlagen worden zu sein. Im Gegenzug räumten 40 % der Mitarbeitenden ein, eigenes problematisches Verhalten gezeigt zu haben (Görgen et al., 2007a). Auf die Frage, was passiert, wenn der Geduldsfaden reißt, sagten in einer anderen Untersuchung mit fast 900 pflegenden Angehörigen nur 61,3 % aus, dass sie den Bedürftigen bei der Pflege noch nie härter angefasst haben. Auch Einschränkungen der Bewegungsfreiheit oder Drohungen sind bei rund einem Viertel der Befragten vorgekommen (Thoma et al., 2004).

Ein weiterer Beleg für die zu bewältigende Herausforderungen kann der Datenlage des National Health Service (NHS) in Großbritannien entnommen werden: Dem NHS wurden zwischen 2013 und 2014 für England 68 683 Übergriffe auf Personal gemeldet. Es ist davon auszugehen, dass es sich dabei nur um die Spitze des Eisbergs handelt (zum Problem von Dunkelziffern s. u.) (National Institute for Health and Care Excellence [NICE], 2015). Die Berufsgenossenschaft für Gesundheit und Wohlfahrtspflege (BGW) weist darauf hin, dass gerade auch junges und unerfahrenes Personal ein erhöhtes Risiko hat, Ziel von Aggressionen zu werden (von Hirschberg et al., 2009). Alle Bereiche der praktischen Ausbildung für das Pflegepersonal sind somit als potenzielle Orte der Aggression durch Patienten und Besucher zu betrachten.

Mit Blick auf junge Leser aus dem Berufsfeld der Pflege mögen folgende Zahlen von Bedeutung sein, denn auch sie machen klar, dass das Erlebte nicht als persönliches Scheitern zu sehen ist, sondern seine Ursache im Setting haben kann: In einer im Jahr 2006 in Deutschland und Österreich durchgeführten Studie gaben von 407 befragten Schülerinnen und Schülern der Gesundheits- und Krankenpflege 44 % an, sich einmal oder mehrmals bedroht gefühlt zu haben, 75 % hatten verbale Angriffe und wüste Beschimpfungen erlebt und 35 % waren schon einmal oder mehrmals während ihrer Berufsausübung tätlich angegriffen worden (Stefan et al., 2009). Dabei gab es keine signifikanten Unterschiede zwischen den Antworten aus Deutschland und Österreich. Ganz ähnliche Ergebnisse wurden in einer Schweizer Untersuchung gefunden. Dort hatten sich 37 % der Stichprobe (n = 117) schon mindestens einmal bedroht gefühlt, 27 % erlebten körperliche und 87 % verbale Aggressionsphänomene gegen sich (Zeller et al., 2006). In der schon angeführten Wiener Studie des KAV zeigte eine Untersuchung der gemeldeten Ereignisse, dass diese überwiegend als Bedrohungen und Beschimpfungen (75 %) stattfanden. Tätliche Angriffe mit der Hand (z.B. Schlagen) fanden zu 42 %, mit dem Bein (z.B. Treten) zu 17 % statt (Dorfmeister et al., 2009b). Diese Zahlen ähneln einer Studie der Berufsgenossenschaft für Gesundheit und Wohlfahrtspflege (BGW) aus dem gleichen Jahr in Deutschland, in der 78 % des Personals (n = 1973) angaben, verbale Aggression und 56 % physische Aggression erlebt zu haben (Zeh et al., 2009). Gerade Übergriffe auf die psychische Unversehrtheit haben negative Auswirkungen auf Freude und Verbleib im Beruf (Estryn-Behar et al., 2008).

Erst wenige Schulen für Pflegeberufe und Pflegestudiengänge haben auf die Problemlage reagiert und bilden Pflegekräfte hinsichtlich dieser Problematik aus. Wie Untersuchungen zeigen, reagieren die Absolventen entlastet (Heckemann et al., 2016) und zeigen nach dem Training eine deutlich bessere Performanz im Managen angespannter Situationen (Nau, 2014). Nach wie vor besteht an dieser Stelle besonderer Handlungsbedarf für die Vorbereitung auf das Berufsfeld.

3.2 Dunkelziffer und Erhebungsschwierigkeiten

Die aufgeführten hohen Zahlen stehen in deutlichem Widerspruch zur Verbalisierung des Themas in Gesundheitseinrichtungen. Noch bis vor kurzem wurde nur selten schriftlich darüber berichtet oder gesprochen. Aggressionserlebnisse in der Pflege scheinen ein Tabuthema zu sein (Danesh et al., 2008). Viele Pflegekräfte teilen es nicht mit, wenn sie beispielsweise geschlagen, bedroht, sexuell belästigt oder wegen ihrer Herkunft missachtet und beschimpft worden sind. Dorfmeister (2009a) machte darauf aufmerksam, dass nur 15 % der Ereignisse dokumentiert werden und in 36 % der Fälle kaum oder gar keine Dokumentation erfolgte. So kam zum Beispiel eine Auswertung von Krankenakten trotz hoher Sorgfalt zu dem Ergebnis, dass es im untersuchten Zeitraum kaum zu Aggressionsereignissen gekommen ist. Die Aussage spiegelt aber nicht die Realität wider, sondern ist Resultat der fehlenden Dokumentationen tatsächlicher Ereignisse. Alles in allem muss von einer sehr hohen Dunkelziffer ausgegangen werden (Ferns, 2006; May et al., 2002; von Hirschberg et al., 2009). Häufig ist dem Personal nicht bewusst, dass das Erlebte bereits als aggressiver Übergriff zu bewerten ist. Auf die Frage, ob man sich „Kunden“-Verhalten, wie zum Beispiel Zwicken, Beschimpfen, Festhalten, auch gegenüber Busfahrern oder in einer Bankfiliale vorstellen könne, wird dies ohne

Zögern verneint. Interessant ist auch, dass nach Fortbildungen die Zahl der gemeldeten Fälle steigt, und zwar nicht, weil die Patienten und Bewohnenden etwa aggressiver geworden sind oder die Fortbildung das Verhalten des Personals negativ beeinflusst hat, sondern weil jetzt gemeldet wird, was gemeldet gehört. Es kann daraus auch geschlossen werden, dass das Pflegepersonal bis dahin dazu neigte, die Erlebnisse mit sich selbst auszumachen. Ob das funktionieren kann und wie riskant solches Verhalten ist, wird in Kapitel 4 und 8 erörtert werden. Konsistenterweise findet sich zu diesem Thema auch in den meisten deutschsprachigen Pflegelehrbüchern bisher keine hinreichende, am Pflegesetting ausgerichtete Darlegung der Problematik. Die meisten Lehrkräfte sind nicht für eine pflegebezogene Unterrichtung qualifiziert. Das Fehlen dieses Lehrinhalts kann aus der falschen, aber immer noch weitverbreiteten Ansicht resultieren, dass es sich bei aggressiven Patienten und Bewohnenden um ein zwar unerfreuliches, aber leider nicht veränderbares Problem bzw. Phänomen handelt, das eben *Teil des Jobs* sei (Abderhalden et al., 2006; Duxbury, 2002; Walter et al., 2012b).

3.3 Finanzielle und immaterielle Kosten

Bisher liegen für Deutschland, Österreich und die Schweiz keine anerkannten Kostenberechnungen vor. Daten aus anderen Ländern lassen jedoch aufhorchen, da in Anbetracht des international recht konsistenten Datenmaterials damit zu rechnen ist, dass es sich in den jeweiligen Ländern ähnlich verhält: Für einen Klinikverbund in den USA haben sich 595 Pflegekräfte an einer Umfrage beteiligt: 30 davon hatten im untersuchten Jahr Verletzungen erlitten, deren Kosten für Behandlung und Schadensersatz sich auf 94 156 Dollar beliefen (Speroni et al., 2014). Für den National Health Service (NHS) in Großbritannien wurden für das Jahr 2007/2008 60,5 Millionen Pfund errechnet (National Health Service – Security Management Service, 2010). Eine verhinderte Eskalation, die zu einer Fixierungsmaßnahme geführt hätte, spart 11–13 Personalarbeitsstunden (Lebel et al., 2005). Aber auch eine kleine eskalierende Episode verbraucht Personalarbeitszeit, die mit einem deeskalierenden Verhalten nicht annähernd erreicht worden wäre (siehe Kasten).

Weitere zu berücksichtigende Kosten entstehen durch sinkende Arbeitsmoral, Berufsausstieg, Arbeitsausfall und Krankheitstage (Camerino et al., 2008; National Institute for Health and Care Excellence [NICE], 2005). In Wien waren für 12 Monate 533 Krankenstandstage ermittelt worden (Dorfmeister et al., 2009a). Darüber hinaus besteht der mögliche Verlust von Kunden (National Institute for Health and Care Excellence [NICE], 2005), da angespannte, nicht deeskalierte

Keine Zeit für Deeskalation?

Beispiel: Ein Patient/Bewohner „pfeffert" seine Medikamente ins Eck mit der lautstarken Bemerkung: „Den Scheiß könnt Ihr selber fressen."

Überlegen Sie, wieviel Zeit durch wie viele Personen verbraucht wird für:

- Insistieren, dass er die Medikamente nehmen müsse, da sie der Arzt verordnet habe
- Verlassen des Zimmers und Dokumentieren der Nichteinnahme
- Erörtern der Situation mit Kollegen
- Konsultieren des Arztes (ggf. Telefonat vorbereiten, führen, dokumentieren)
- Arbeitsunterbrechung des Arztes für die Konsultation bis zur Wiederaufnahme der ursprünglichen Arbeit
- Umsetzen der Konsultationsergebnisse und Dokumentation
- Übergabe des Sachverhalts an Kollegen und die nachfolgende Schicht
- Gespräch mit Angehörigen, die nachfragen oder sich beschweren
- Gespräch mit vorgesetzter Ebene, falls dort eine Beschwerde über eskalierendes Verhalten des Personals eingegangen ist und diese eine Stellungnahme vorbereiten und abgeben muss.

Addieren Sie den Zeitaufwand jeder einzelnen Person. Bedenken Sie zum Beispiel, dass eine Übergabe, an der fünf Personen teilnehmen, mit der Erörterung des Sachverhalts im Rahmen von 5 Minuten allein schon 25 Personalarbeitsminuten verbrauchen würde. Die errechnete Summe von Personalarbeitsminuten ist die Zeit, die zur Verfügung steht, um deeskalierend tätig zu werden, ohne den Betriebsablauf zusätzlich zu schädigen. In der Regel benötigt deeskalierendes Handeln deutlich weniger Zeit und gleichzeitig ist das Lebensgefühl für alle Beteiligten deutlich besser.

Situationen emotional mit Unzufriedenheit verknüpft werden. Dies kann mit dem Verlust von künftigen Einnahmen zur Kostendeckung einhergehen, denn aggressive Patienten und Angehörige sind niemals zufriedene Kunden. Diese erzählen ihre subjektiven Erlebnisse weiter, machen solche teilweise unter Namensnennung per Smartphone-Foto und weiteren Möglichkeiten der Social Media bekannt und schädigen den Ruf von Klinik, Pflegeheim und Personal. Solche Personen und die beeinflussten Personen sind später nur schwer wiederzugewinnen (Thomas, 2010).

Die Verbreitung aggressiver und gewalttätiger Verhaltensweisen im Gesundheitswesen ist groß und die Art der Ereignisse vielfältig. Die Auswirkungen sind erheblich und in ihren jeweiligen Dimensionen zu unterscheiden.

Gewalterlebnisse von Pflegenden

Arten von Aggressionsereignissen

Bisher ist nur angeklungen, welcher Art die Aggressionsereignisse sind. Hier soll nun ein Ordnungsschema angeboten werden.

Aggressionsereignisse lassen sich anhand ihrer Wirkung und der direkten oder indirekten Ausübung in psychische oder physische Ereignisse kategorisieren (*Tab. 4-1*).

Die linke Spalte zeigt die physischen Übergriffe. An diese wird häufig zuerst gedacht, wenn man auf das Thema „Aggression und Gewalt“ zu sprechen kommt: im Besonderen also Schlagen, Zwicken, Beißen, Stoßen. Dass Missachtung persönlicher Zonen auch dazu gehört, wird häufig erst beim zweiten Blick erkannt. Zum

Tabelle 4-1: Beispiele für Aggressionsereignisse – Erläuterungen im Text (Quelle: eigene Darstellung)

Direkt physisch	Direkt psychisch	Indirekt physisch bzw. psychisch
• Schlagen • Zwicken • Beißen • Stoßen • Festhalten • Anspucken • Missachten persönlicher Zonen • Sexuelle Übergriffe	• Beschimpfen • Beleidigen • Anschreien • Verbale sexuelle Belästigung • Drohen • Dauerndes Schreien oder Rufen	• Ignorieren • Schweigen • Gegeneinander ausspielen • Stalking • Gerüchte lostreten • Insuffizienzen laufend vor Augen führen • Verweigern von Alltagswünschen • Verweigern notwendiger Hilfe • Zerstören von Eigentum

Beispiel mag es jemanden geben, der einen ständig am Oberarm anfasst, obgleich klargestellt ist, dass man diese Berührung nicht möchte. Sowie er diesen Wunsch nicht respektiert, agiert er übergriffig. Es spielt keine Rolle, dass diese Körperregion keiner Intimzone zugerechnet wird.

Die mittlere Spalte macht auf die psychischen Übergriffe aufmerksam. Das Beispiel „Dauerndes Schreien oder Rufen" macht darauf aufmerksam, dass es nicht nur darauf ankommt, wie etwas gemeint ist, sondern auch darauf, wie es erlebt wird (s. a. Kap. 2). So kann ein ständiges Hallo-Rufen eventuell vom Sender in keiner Weise als aggressive Handlung gemeint sein. Vielleicht könnte es für den Rufer die letzte noch existierende Verbindung in die Welt der Nichtdementen sein, dennoch können Pflegende in ein Erleben kommen, bei dem sie merken, dass die Nerven zu vibrieren beginnen und sie das Verhalten als aggressiv bezeichnen würden.

Besonders erwähnenswert ist die leise Aggression, da sie leicht übersehen werden kann. Beispiele werden in der rechten Spalte von Tabelle 4-1 angeführt. Sie wird von vielen Menschen als besonders schlimm erlebt, da sie das Selbstwertgefühl empfindlich nach unten ziehen. Eine giftige Wirkung entsteht, wenn zum Beispiel nicht mehr mit einem gesprochen wird, man wie Luft behandelt wird oder laufend signalisiert bekommt, dass man alles falsch macht, zu nichts taugt und wertlos ist. Das letzte Beispiel ist eher bei überforderten Angehörigen anzutreffen, die ohne hinreichende Anleitung in die Begleitung einer pflegebedürftigen Person geraten sind. Vielleicht mag ein Grund sein, dass immer noch die Maßstäbe einer gesunden Person angelegt werden. Dann sind gegen einen Menschen mit Parkinson-Krankheit Sätze zu hören, wie zum Beispiel: „Vater, schämst Du Dich nicht! Schau, wie es an Deinem Platz aussieht." Aber auch Unterlassungen können zur aggressiven Handlung werden, wenn dadurch Schaden ausgelöst wird, wie zum Beispiel beim Unterlassen von Umlagerungen oder fehlendem Wechseln von Inkontinenzhilfen.

4.2 Depressionsphase, akute und posttraumatische Belastungsstörungen

Unabhängig davon, ob es zu einer körperlichen Verletzung kam oder nicht, kann ein Aggressionsereignis beim Betroffenen psychische Nachwirkungen haben. Die Nachwirkungen sind ggf. nicht deutlich sichtbar, wirken aber nachhaltig zerstörender als das Verletzungsereignis an sich.

Buijssen (1997) hat verdeutlicht, dass Menschen sich grundsätzlich in unterschiedlichen Gemütszuständen befinden können: sehr glücklich sein, sich wohl fühlen, in normalem Gemütszustand sein, sich elend fühlen und sehr unglücklich sein.

Ein als dramatisch erlebtes Ereignis (z.B. der Tod einer engen Bezugsperson) oder ein traumatisches Ereignis (z.B. Unfall) führen nach einer *Betäubungsphase*, in der Betroffene sagen, sie fühlten gerade nichts, steil nach unten, das heißt zu dem Gemütszustand *sehr unglücklich sein*. Entgegen der populären Erwartung, dass es einen linearen, kontinuierlichen aufwärtsführenden Erholungsprozess gibt, entwickelt sich ein Auf und Ab im *Besserungsverlauf* – ohne klare Prognose, wie lange die Verarbeitung andauert (*Abb. 4-1*) – ähnlich, wie man es ggf. von einer gescheiterten Partnerbeziehung kennt: Es ging einem ganz ordentlich, bis man zum Beispiel „jene Musik" wieder hört, bei der man miteinander etwas Besonderes erlebt hatte. Eine vorwurfsvolle Reaktion der Umwelt, nach dem Motto: „Jetzt ist es doch schon xy Tage/Wochen/Monate her und sie hätte das ja inzwischen mal bewältigen können", ist völlig unangebracht und dennoch im Alltag des menschlichen Zusammenlebens leider häufig anzutreffen.

Die insgesamt mildeste Reaktion eines betroffenen Menschen ist die Stresserholungssymptomatik, die als physiologische Reaktion auf Phasen höchster Erregtheit eintreten kann. Diese kann als Stresserholungsreaktion, etwa bei einem gerade noch verhinderten Unfall auftreten (z.B. weiche Knie, Erschöpfungsgefühl) und hat zunächst noch nichts damit zu tun, was einem physisch oder psychisch widerfahren ist.

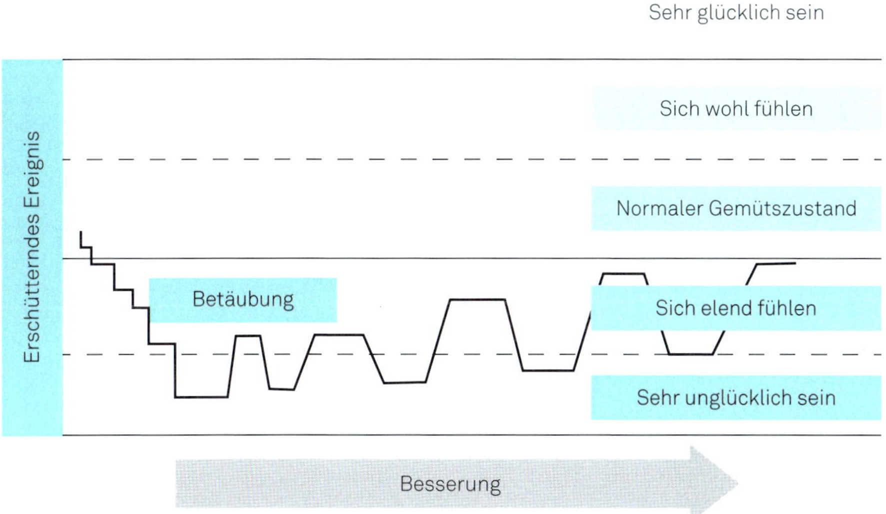

Abbildung 4-1: Verlauf der Verarbeitung eines erschütternden Ereignisses (Quelle: Buijssen, 1997, S. 12)

Die stärkere unmittelbare Reaktion wird in Form einer Krankheitsdiagnose als *akute Belastungsstörung* beschrieben und in der „Internationalen statistischen Klassifikation der Krankheiten und verwandter Gesundheitsprobleme“ (ICD) aufgeführt (s. folgende Kästen).

Akute Belastungsstörung nach ICD-10-GM Version 2016, F43.0

Eine vorübergehende Störung, die sich bei einem psychisch nicht manifest gestörten Menschen als Reaktion auf eine außergewöhnliche physische oder psychische Belastung entwickelt, und die im Allgemeinen innerhalb von Stunden oder Tagen abklingt. Die individuelle Vulnerabilität und die zur Verfügung stehenden Bewältigungsmechanismen (Coping-Strategien) spielen bei Auftreten und Schweregrad der akuten Belastungsreaktionen eine Rolle. Die Symptomatik zeigt typischerweise ein gemischtes und wechselndes Bild, beginnend mit einer Art von „Betäubung“, mit einer gewissen Bewusstseinseinengung und eingeschränkten Aufmerksamkeit, einer Unfähigkeit, Reize zu verarbeiten und Desorientiertheit. Diesem Zustand kann ein weiteres Sich-Zurückziehen aus der Umweltsituation folgen (bis hin zu dissoziativem Stupor, siehe F44.2) oder aber ein Unruhezustand und Überaktivität (wie Fluchtreaktion oder Fugue). Vegetative Zeichen panischer Angst, wie Tachykardie, Schwitzen und Erröten, treten zumeist auf. Die Symptome erscheinen im Allgemeinen innerhalb von Minuten nach dem belastenden Ereignis und gehen innerhalb von 2 oder 3 Tagen, oft innerhalb von Stunden zurück. Teilweise oder vollständige Amnesie (s. F44.0) bezüglich dieser Episode kann vorkommen.

Eine noch stärkere Reaktion charakterisiert eine *posttraumatische Belastungsstörung* nach ICD.

Posttraumatische Belastungsstörung (Post-Traumatic Stress Disorder, PTSD) nach ICD-10-GM Version 2016, F43.1

Eine verzögerte oder protrahierte Reaktion auf ein belastendes Ereignis oder eine Situation kürzerer oder längerer Dauer, mit außergewöhnlicher Bedrohung oder katastrophenartigem Ausmaß, die bei fast jedem eine tiefe Verzweiflung hervorrufen würde.

Typische Merkmale sind das wiederholte Erleben des Traumas in sich aufdrängenden Erinnerungen (Nachhallerinnerungen, Flashbacks), Träumen oder Albträumen, die vor dem Hintergrund eines andauernden Gefühls von Betäubtsein und emotionaler Stumpfheit auftreten. Ferner finden sich Gleichgültigkeit gegenüber anderen

Menschen, Teilnahmslosigkeit der Umgebung gegenüber, Freudlosigkeit sowie Vermeidung von Aktivitäten und Situationen, die Erinnerungen an das Trauma wachrufen könnten. Meist tritt ein Zustand von vegetativer Übererregtheit mit Vigilanzsteigerung, einer übermäßigen Schreckhaftigkeit und Schlafstörung auf. Angst und Depression sind häufig mit den genannten Symptomen und Merkmalen assoziiert und Suizidgedanken sind nicht selten. Der Beginn folgt dem Trauma mit einer Latenz, die wenige Wochen bis Monate dauern kann. Der Verlauf ist wechselhaft, in der Mehrzahl der Fälle kann jedoch eine Heilung erwartet werden.

Bisher konnte keine lineare Beziehung zwischen der Stärke des Ereignisses und der Stärke des Effekts beim Betroffenen festgestellt werden. Aufzuführen ist, dass ...

- ... ein schwerer Körperschaden zunächst zu einer größeren posttraumatischen Belastung führt
- ... ein Ereignis ohne Körperschaden zu einer größeren Belastung führen kann, als Erlebnisse mit geringem Körperschaden (Richter, 2007).

Dies ist besonders erwähnenswert, da in pflegerischen und medizinischen Teams sowie in arbeitsmedizinischen Untersuchungen bisher hauptsächlich Körperschäden Beachtung erhalten und dokumentiert werden.

Unstrittig ist, dass jeder betroffene Mensch anders reagiert – auch in Abhängigkeit zur erlebten Aggression. Der Verlauf der Verarbeitung von Aggressionserfahrungen wird nämlich von mehreren Determinanten beeinflusst (s. Kasten).

Faktoren mit Einfluss auf den Verarbeitungsverlauf

- Persönlichkeitsfaktoren
- Frühere Erfahrungen und psychische Reaktionen auf Stressereignisse
- Schwere des Ereignisses
- Unkontrollierbarkeit und Unvorhersagbarkeit
- Subjektiv erlebte Traumatisierung
- Soziale Umweltbedingungen (v.a. die wahrgenommene soziale Unterstützung) (Richter, 2007)

Hervorzuheben ist, dass in dieser Aufzählung in aktueller Situation vieles nicht beeinflusst werden kann, wie zum Beispiel Persönlichkeitsfaktoren oder frühere Erfahrungen. Es liegt aber sehr wohl im Gestaltungsspielraum, was an sozialer Unterstützung gewährt wird.

Eine psychische und/oder physische Verletzung im Arbeitsumfeld infolge eines Aggressionsereignisses ist durch die gesetzliche betriebliche Unfallversicherung (Unfallkassen, Berufsgenossenschaften, z.B. für Gesundheit und Wohlfahrtspflege) versichert (von Hirschberg et al., 2009). Aber bis heute ist auch das Meldesystem für Arbeitsunfälle eher auf Körperschäden ausgerichtet, obgleich nichts dagegenspricht, die Formulare auch für die Dokumentation von psychischen Verletzungen zu verwenden. Eine mögliche Ursache könnte darin liegen, dass Durchgangsärzte, die nach einem Arbeitsunfall aufgesucht werden müssen, eher über chirurgische Deutungssysteme und Interpretationsfähigkeit verfügen. Aus wissenschaftstheoretischen Reflexionen heraus ist bekannt, dass die Theorie, mit der ein Sachverhalt untersucht wird, auch bestimmt, was die untersuchende Person sehen kann (Kuhn, 2012; Popper, 1993). Es ist daher naheliegend, dass ein Unfallarzt den Fokus auf körperliche Schäden legt. Der Betroffene sollte deshalb im Zweifelsfall den Arzt auf psychische Auswirkungen ansprechen. In jedem Fall empfiehlt es sich, auch Aggressionsübergriffe (inkl. nichtkörperliche) für die Unfallversicherung zu dokumentieren. Zu diesem Zweck gibt es zum Beispiel in Deutschland ein Verbandbuch, so dass auch kleine Ereignisse nicht verloren gehen, zu beziehen unter https://www.bgw-online.de/SharedDocs/Downloads/DE/Medientypen/DGUV-Information/U036_Verbandbuch_Download.pdf?publicationFile. Die betrieblichen Unfallversicherungen haben sich damit auseinandergesetzt und gehen dazu über, möglichst frühzeitig zu unterstützen. Zum Beispiel kann in Deutschland bei den meisten Unfallkassen eine Liste mit Psychotherapeuten abgefragt, die über eine Trauma-Qualifikation verfügen und mit denen die jeweilige Unfallkasse einen Vertrag für zeitnahe probatorische Sitzungen abgeschlossen hat.

4.3 Bewältigungsversuche von Betroffenen

Belastende Ereignisse müssen bewältigt werden können. Über das Erlebte und die dazugehörigen Gefühle reden zu können, leistet dazu einen wesentlichen Beitrag (Buijssen, 1997): Gleich dem Kämmen von Haaren glättet sich das Erlebte. Es gibt aber auch dysfunktionale Coping-Versuche, wie sich zurückzuziehen, Patientenkontakt zu meiden oder die Flucht in Alkohol oder Tabletten (s.a. Kap. 8.1).

Von Aggressionsereignissen betroffene Personen neigen dazu, das Erlebte nicht zu erzählen (s.a. Kap. 3.2). In einer Untersuchung von Gesundheits- und Krankenpflegeauszubildenden fasste eine Person zusammen: „Niemals hätte ich jemand darauf ansprechen können und sagen: ‚Ich fühl mich schlecht jetzt – was kann ich tun?‘. Du ziehst dich zurück und glaubst, du kannst es bewältigen.“ (Nau et al., 2007,

S. 942). Häufig scheint eben der Fall zu sein, dass man das Ereignis selbst nicht bewältigen und abschließend für sich einsortieren kann. Auch gibt es große Unterschiede, was den Betroffenen außerhalb ihres Arbeitsbereichs an sozialem Unterstützungsnetzwerk zur Verfügung steht und ob schädliche Bewältigungsmechanismen, wie zum Beispiel Alkohol, benutzt werden.

4.4 Zweittraumatisierung durch unangemessene Reaktionen des Umfelds

„Dass der Patient gemeint hat, mich gefährlich bedrängen zu müssen, hätte ich noch gepackt, aber wie mein Stationsleiter danach mit mir umgegangen ist, verzeihe ich ihm nie." So beschrieb eine Pflegekraft ihre Situation, nachdem sie eine massive Bedrohung erlebt hatte. Nach der ersten Traumatisierung durch das Patientenverhalten erfolgt für die Betroffene in dieser Situation eine weitere Traumatisierung, die sogenannte Zweittraumatisierung, durch das Verhalten des Kollegen. So kann eine gesunde Bewältigung von belastendem Erleben ausgerechnet durch das Verhalten der Kollegen erschwert werden (Correia et al., 2001). Leider sind Aussagen, wie: „Stelle dich nicht so an", „Halb so schlimm", „Selbst schuld, warum passt du nicht auf", Reaktionen des Umfelds, über die häufig berichtet wird. Diese Aussagen lassen eine reichlich paradoxe Situation entstehen: Ein Mitmensch hat einen Schaden erlitten und statt Zuwendung und Hilfe zu erhalten, die für das heilende Erzählen-Können grundlegend sind (s.o.), bekommt er Vorwürfe und Beleidigungen oben drauf gepackt. Lerner, Miller und Montada (1978, 1998) beschreiben dieses Verhalten als Folge einer Störung der persönlichen Gerechte-Welt-Hypothese (*just world belief*).

Diese Theorie beschreibt, dass Menschen, die selbst nicht direkt geschädigt werden, aus der Balance kommen, wenn sie von einer ungerechten oder gar verabscheuungswürdigen Tat (z.B. einer Vergewaltigung) erfahren. Die Suchbewegung nach Wiedererlangung der inneren Balance richtet sich zunächst auf den Täter und dessen Wiedergutmachung seiner Missetat. Ist der Täter jedoch nicht identifizierbar oder kann eine Wiedergutmachung nicht durchgeführt werden (falls der Täter erwischt wird, muss er das gestohlene Geld zurückgeben – eine *Straftat* gegen die *körperliche* Unversehrtheit kann dagegen nicht ungeschehen gemacht werden), so kann nur versucht werden, die Dissonanz dadurch zu reduzieren, dass der von der Tat betroffenen Person – dem Opfer – eine Mitschuld zugeschrieben wird. Es sind dann Äußerungen zu vernehmen, wie: „Man steht ja auch nicht abends alleine an der Bushaltestelle" – als könnte beispielsweise eine Frau von einer in Frieden lebenden Gesellschaft nicht erwarten, dass sie sich, wie andere Mitglieder der Gesellschaft, frei in der Stadt bewegen kann.

Lerner et al. (1978) erklären mit der Theorie der Gerechte-Welt-Hypothese das Verhalten der Mitmenschen, die zum Beispiel einem Vergewaltigungsopfer auch noch Mitschuld zuschreiben. Solches Verhalten ist somit zwar erklärt aber nicht entschuldigt. Grundsätzlich gilt: Nur der Aggressor ist der Aggressor! Es ist absolut unangebracht, dem Opfer einer Straftat auch noch Vorwürfe zu machen, statt ihm beizustehen.

In Bezug auf die Umwelt der beruflichen Pflege werden im Kapitel 7 Strategien zur Prävention vorgestellt und in Kapitel 8 wird darauf eingegangen, wie Kolleginnen und Kollegen untereinander adäquat mit einem Aggressionsereignis in ihrem Arbeitsfeld umgehen sollten.

5
Gewalterlebnisse von Angehörigen und Pflegebedürftigen

5.1
Situation in der häuslichen Umgebung

Ein Schwerpunkt der Betrachtung lag bisher auf Risiken und Herausforderungen für das Gesundheitspersonal in Institutionen. Die Problemstellung ist natürlich vielfältiger und vielschichtiger. Ein besonders komplexer Sachverhalt ist die häusliche Pflege: Nicht der Patient oder Bewohner ist hier Gast in einer Einrichtung, sondern die Mitarbeitenden eines Gesundheits- oder Sozialberufs sind zu Gast in der Wohnung der pflegebedürftigen Person und ggf. der Angehörigen. Dort können die Pflegekräfte sehnlich erwartet oder auch als Eindringlinge in das persönliche Umfeld bzw. den eigenen Lebensraum erlebt werden. Manchmal kommt beides gleichzeitig vor.

Die Bereitschaft zur Pflegeübernahme im häuslichen Umfeld ist in Deutschland, Österreich und der Schweiz hoch (Haberkern et al., 2008; Schneekloth, 2006). Zahlen belegen beispielsweise im Jahr 2013 für Deutschland, dass nur 29 % (764 000) der pflegebedürftigen Menschen vollstationär untergebracht waren. Von den anderen 1,86 Millionen pflegebedürftiger Menschen wurden 1,25 Millionen (fast zwei Drittel) ohne Hilfe von ambulanten Pflegediensten versorgt. Statistisch erfasst sind dabei nur die Pflegegeldempfänger (Statistisches Bundesamt, 2015). Die große Gruppe der Menschen, die bereits Unterstützungsbedarf hat, aber noch ohne Einstufung in die Pflegeversicherung ist, taucht in diesen Statistiken noch gar nicht auf.

Erhebungen in Deutschland für das Jahr 2013 zeigen, dass 35 % der Pflegebedürftigen eine erheblich eingeschränkte Alltagskompetenz (Anteil in Heimen: 59 %, im häuslichen Umfeld 25 %) aufweisen. Eine erheblich eingeschränkte Alltagskompetenz nach § 45a SGB XI liegt vor, wenn aufgrund von demenzbedingten Fähigkeitsstörungen, geistigen Behinderungen oder psychischen Erkrankungen Menschen in ihrer Alltagskompetenz auf Dauer erheblich eingeschränkt sind. Pflegende Angehörige müssen enorme materielle und psychische Bewältigungsmechanismen entwickeln, um eine häusliche Pflegesituation meistern zu können – vor allem bei der Versorgung von Menschen mit kognitiven Beeinträchtigungen. Forschungsergebnisse haben immer wieder gezeigt, dass die Überlastung pflegender Angehöriger eine wesentliche Bedrohung der Ressource „Familiale Pflege" darstellt (Bundesministerium für Familie Senioren Frauen und Jugend, 2002; Friedemann et al., 2003; Gräßel, 1998; Lamura et al., 2008; s. a. Kasten).

Alle Belastungen können zur Entstehung von Aggression und Gewalt in der Pflegebeziehung beitragen. Knappe räumliche und finanzielle Rahmenbedingungen können zudem verschärfend wirken. Manchmal haben die Ursachen von Gewalt und Aggression in einer Familie auch eine lange Vorgeschichte. Aggressionsverursacher sind in diesen Konstellationen auch pflegende Angehörige. Es gibt aber auch Fälle, in denen pflegende Angehörige Ziel von Übergriffen durch die Pflegebedürftigen werden.

Aggressionen können sich im Kontext häuslicher Pflege vielfältig äußern. Neben körperbezogenen Aktionen, wie Schlagen und Beißen, ist auch an Unterlassungshandlungen zu denken, wie zum Beispiel die Weigerung, einen Menschen von Stuhlgang zu säubern oder ihm Getränke zu entziehen, um ein Einnässen zu unterbinden. Ebenso sind unterschiedlichste psychische Formen denkbar, die auch auf sehr leise Art äußerst verletzend sein können und den Lebenswillen entziehen, zum Beispiel: „Du kannst ja nicht mal mehr alleine deine Suppe löffeln." Da sich die beteiligten

Beispiele typischer Belastungsquellen für pflegende Angehörige

- Gefühle des ständigen Angebundenseins
- Nicht mehr abschalten können
- Gedanken, dass es keine Veränderung hin zum Besseren gibt
- Erleben von Leid und Leiden
- Angst, den Pflegebedürftigen bald zu verlieren
- Ekelgefühle
- Beziehungsveränderung durch Demenz und Verwirrtheit der Pflegebedürftigen
- Nähe zu Tod und Sterben
- Verhinderte eigene Selbstverwirklichung
- Veränderung der eigenen Lebensplanung
- Schwierigkeiten, Urlaub nehmen zu können
- Eigene körperlich seelische Befindlichkeit
- Gestörte Nachtruhe
- Mangel an Kontakten zu Freunden und Bekannten, daraus erwachsende Isolation, fehlende Anerkennung
- Beziehungsprobleme zwischen Pflegenden und Gepflegten
- Belastungsquellen aus den jeweiligen Biografien der Beteiligten (Bundesministerium für Familie Senioren Frauen und Jugend, 2002)

Personen jeweils mit all ihren Vorgeschichten einbringen, kann vermutet werden, dass unbearbeitete „alte Geschichten" und die Umkehr von Machtpositionen zu besonders eigenartigen Entwicklungen beitragen können. Schuldzuweisungen, wie es dazu kommen konnte, sind hier nicht angebracht und in der Regel auch nicht wirklich möglich. Dennoch müssen beruflich Pflegende handeln, wenn sie derartige Situationen beobachten.

Eine Schwierigkeit ist allerdings, dass sich Veränderungen und Belastungen häufig erst nach und nach einstellen und deshalb manchmal für die Betroffenen selbst nicht deutlich erkennbar sind bzw. trotz zunehmenden Unwohlseins unbemerkt bleiben und sich damit die Situation langsam zuspitzt. Ähnliches wird in der *Boiled-frog*-Metapher erzählt: Ein Frosch, der in heißes Wasser geworfen wird, springt sofort wieder heraus. Wenn der Frosch aber in einen Topf mit angenehm kaltem Wasser gesetzt und das Wasser langsam erhitzt wird, erkennt er die Gefahr nicht und geht unter der zunehmenden Temperatur ein.

Für professionelle Pflegekräfte kann im häuslichen Setting eine besondere Herausforderung entstehen: Sie könnten in die Rolle eines direkten oder indirekten Zeugen geraten. Diese Rolle ist belastend und von Unklarheit und Verunsicherung geprägt. Oft fällt es sehr schwer zu entscheiden, was nun zu tun ist. So sind zum Beispiel an der pflegebedürftigen oder der pflegenden Person Verletzungen an ungewöhnlichen Stellen wahrnehmbar oder es fällt ein verstörtes Verhalten auf, das nicht in die üblichen Verhaltensweisen dieser Person passt. Verdachtsmomente für Missbrauchsereignisse können aus der Sicht einer Pflegekraft so irritierend sein, dass sie zunächst versucht, Verdachtsmomente mit anderen „Erklärungen" abzutun, gleichzeitig jedoch unter der moralischen Belastung leidet.

Insgesamt sind also drei Akteure in den Blick zu nehmen, wenn es um Gewalt und Aggression in der Häuslichkeit geht: die Pflege empfangende Person, die Pflegefachkraft und Angehörige. Für alle drei Akteure gibt es verschiedene Rollen zu berücksichtigen und in der Regel hat eine Person mehrere Rollen gleichzeitig auszufüllen, die dann miteinander kollidieren können (*Abb. 5-1*). Zum Beispiel ist eine Angehörige Kind des Pflegebedürftigen, ihrerseits Mutter, aber auch die Schwester der anderen Kinder, die Ehepartnerin usw. Die Beteiligten können sich oft gegenseitig unterstützen, es können aber auch neue Spannungen entstehen oder alte Spannungen hervortreten, die austariert werden müssen. Alle Akteure haben die Chance, sich deeskalierend einzubringen und unterliegen dem Risiko, sich eskalierend zu verhalten.

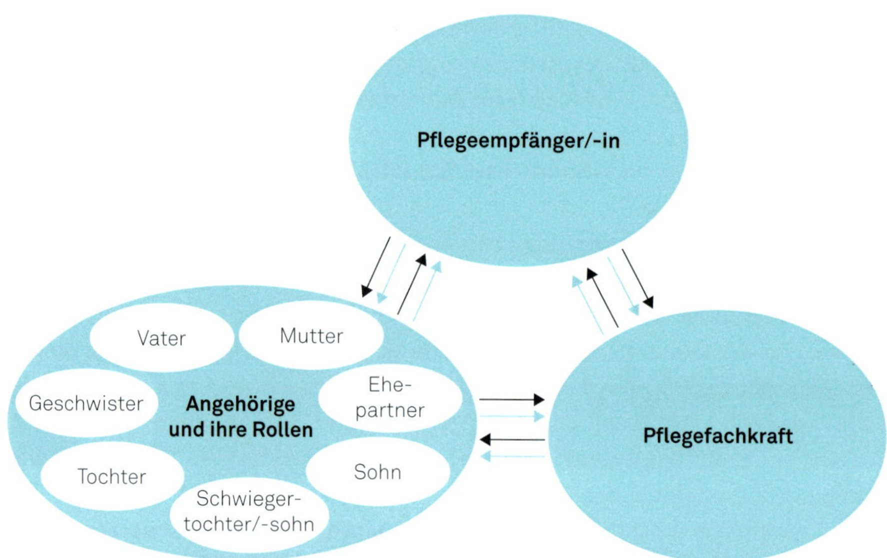

Abbildung 5-1: Intra- und Interrollenkonflikte, Unterstützungs- und Spannungsverhältnisse in Pflegekonstellationen (Quelle: eigene Darstellung)

5.2 Probleme von Schweigekultur und Zuständigkeitszersplitterung

Aggressionserlebnisse sind häufig ein Tabuthema. Betroffene fühlen sich beschämt („Es ist beschämend, von der eigenen Tochter misshandelt zu werden") oder schuldig („Ich bin ja auch so eine Belastung"), obgleich nur der Täter unzulässiges Verhalten gezeigt hat. In der Zeit der Pflegebedürftigkeit kommen ggf. auch frühere Gewalterlebnisse wieder hoch, die lange unterdrückt wurden und nun wieder präsent sind. Die Prävalenz ist erschreckend hoch: 25 % aller Frauen zwischen 16 und 85 Jahren haben einmal oder mehrmals in ihrem Leben körperliche und/oder sexuelle Übergriffe durch einen Beziehungspartner erlebt (Grassberger et al., 2013b, S. 228). Manche Menschen erleiden solche Übergriffe auch als Pflegebedürftige. Nach Fieguth (2008) ist die tatsächliche Inzidenz unbekannt, aber Untersuchungen zeigen, dass wohl von 14 Misshandlungsfällen nur einer bekannt wird.

Eine besondere Schwierigkeit ist, dass Familien dazu neigen, nach außen keine Informationen über interne Probleme durchdringen zu lassen und dadurch einen besonderen Nährboden für häusliche Gewalt bilden. Dies gilt auch für häusliche Pflegesettings. Geht die Aggression vom pflegenden Angehörigen aus, so sind die Pflegebedürftigen in einer besonders schwierigen Situation: Oft haben sie keine anderen Menschen um sich und teilweise ist auch kein Telefon greifbar, um Hilfe herbeirufen zu können. Und selbst wenn diese Möglichkeiten gegeben wären, so fordern Betroffene oft keine Hilfe ein, aus Angst, dass mit der Hilfe auch eine für sie als ungünstig wahrgenommene Veränderung einhergehen könnte, zum Beispiel in Form eines Umzugs in ein Pflegeheim (Lehner et al., 2009; s. a. Kasten).

Gründe des Schweigens

Weshalb Opfer häuslicher Gewalt häufig nicht offen über ihre Gewalterfahrungen sprechen (Gerlach, 2013):

- Schamgefühle
- Gefühl, an der erlittenen Gewalt (mit-)schuldig zu sein
- Angst vor Misshandlung
- ablehnende Reaktion der Umwelt
- Verdrängungsmechanismen
- verletztes Selbstwertgefühl
- Gefühl der Ohnmacht und Hilflosigkeit
- Resignation
- ungünstige Gesprächssituation.

Für Pflegebedürftige werden weitere bedeutende Gründe benannt (Grassberger et al., 2013a):

- Angst vor weiterem Liebesentzug
- Angst vor Unterbrechung von Außenkontakten
- Angst vor Bestrafung.

Die Anforderungen an eine Pflegekraft, im Falle eines Gewaltverdachts angemessen zu handeln, sind also hoch. Hinzu kommt, dass es sich in manchen Fällen um nicht eindeutige Hinweise handelt, wie zum Beispiel blaue Flecken, deren Ursache auch in einem Sturz gesehen werden kann. Was aber, wenn die Stellen ungewöhnlich für einen Sturz sind? Der Anspruch an eine Pflegekraft, sich bei Verdacht auf Gewaltereignisse (s. Kasten) adäquat zu verhalten, ist hoch, zumal es sich in manchen Fällen um unsichere und anders erklärbare Hinweise handelt, wie zum Beispiel die Behauptung, jemand habe den Geldbeutel gestohlen.

Bei der Abklärung von Verdachtsfällen müssen immer auch (patho-)physiologische Veränderungen des alternden Organismus mitbedacht werden, wie zum Beispiel:

- erhöhte Blutungsneigung
- Dehydratation
- alterungsbedingte Veränderungen

- peranale Blutungen
- Analfissuren
- durch Östrogenmangel induzierte vaginale Schleimhautatrophie
- genitale Reizzustände infolge eines erhöhten vaginalen pH-Werts
- Inkontinenz (Grassberger et al., 2013a).

Ein sachlicher, bewertungsfreier Impuls kann hier die geeignete erste Reaktion sein („Ich sehe blaue Flecken. Möchten Sie erzählen, wie es dazu kam?"). Die oben genannte Scheu Pflegebedürftiger, über eine Gewalterfahrung zu berichten, heißt nicht, dass misshandelte Personen das Gespräch nicht wünschen.

Entscheidet man sich dafür, zum Reden zu ermuntern, ist eine von Empathie geprägte, geschützte Atmosphäre wichtig. Die Entscheidungsautonomie bezüglich ihres weiteren Verhaltens muss jedoch bei der betroffenen Person bleiben. Die Betroffenen sollten den Zeitpunkt des Handelns selbst bestimmen. Gerlach (2013) weist darauf hin, dass dies einem „selbstbestimmten Risikomanagement" gleichkommen kann. Die helfende Person muss also akzeptieren, dass sie lediglich beratende Funktion hat und dass sie schwer zu tragen hat, falls die betroffene Person von ihrem Selbstbestimmungsrecht Gebrauch macht und keine Veränderung wünscht. Eine Verlagerung auf die Teamebene wirkt dabei sehr entlastend und rückversichernd, ob man wirklich den richtigen Weg eingeschlagen hat. Dazu weiter unten mehr.

Hinweise, die auf zurückliegende Gewaltereignisse deuten können (Lehner et al., 2009; WHO, 2002)

- *Hinweise auf körperliche Gewalt:* anklagende Aussagen der Klientin/des Klienten, unerklärte Stürze, Verbrennungen, Hämatome, Druckstellen, Knochenbrüche, Kratzer, Hautabschürfungen, ausgerissenes Haar, Unterernährung; die Weigerung, sich zu entkleiden; ängstliches Verhalten der Klientin/des Klienten, wenn sich jemand ihr/ihm nähern möchte
- *Hinweise auf psychische Gewalt*: anklagende Aussagen der Klientin/des Klienten, emotional aufgewühlt, wirkt isoliert, ist in sich zurückgezogen, leidet unter Schlaflosigkeit, ist schreckhaft, zeigt eine plötzliche Änderung in Aufmerksamkeit und/oder Appetit, ist depressiv; die Familienmitglieder gehen in herabwürdigender Weise mit ihr/ihm um
- *Hinweise auf sexuellen Missbrauch:* anklagende Aussagen der Klientin/des Klienten, besondere Schreckhaftigkeit, Zurückzucken bei Annäherung, Klagen über Schmerzen im Abdomen, Blutergüsse rund um Brüste oder Genitalbereich,

ungeklärte Genitalinfektionen, ungeklärte Blutung im Vaginal- oder Analbereich; zerrissene, fleckige oder blutige Unterwäsche; ängstliches Verhalten beim Ausziehen oder bei Berührungen

- *Hinweise auf finanzielle Ausbeutung:* anklagende Aussagen der Klientin/des Klienten; plötzliche Unfähigkeit, Rechnungen zu bezahlen; Nahrungsmittelknappheit zu Hause, Fehlen von verschriebener Medizin, plötzliche Änderungen am Bankkonto oder im Umgang mit den Bankgeschäften einschließlich Abhebungen großer Geldsummen, plötzliche Übertragung der Anlagegüter auf ein Familienmitglied oder jemanden außerhalb der Familie, Klagen über Verschwinden von Geld oder wertvollem Besitz
- *Hinweise auf Einschränkung des freien Willens:* extrem besorgtes oder unbesorgtes Auftreten der Angehörigen, sehr bestimmendes Auftreten der Angehörigen, Unsicherheit im Verhalten der Klientin/des Klienten, nicht nachvollziehbare Anordnungen und Befehle der pflegenden Angehörigen, Behandlung der Klientin/des Klienten wie ein Kind, Veränderungen des Wohnumfelds der Pflegebedürftigen ohne deren Zustimmung
- *Hinweise auf Vernachlässigung*: ungewöhnlicher Gewichtsverlust, Dehydrierung, Mangelernährung, unbehandeltes Wundliegen, unzureichende persönliche Hygiene, unhygienische und unsaubere Wohnverhältnisse, unversorgte oder unbehandelte Gesundheitsprobleme, Mangel an sozialen Kontakten, Zurücklassen der pflegebedürftigen Person ohne die erforderliche Pflege und Betreuung allein zu Hause.

5.3 Hilfen für Pflegeempfänger und Angehörige

Aber selbst wenn sich vermuteter Handlungsbedarf erhärtet, entstehen weitere wichtige Fragen: Wer und welche Institution sollen, müssen und dürfen in welchen Belangen informiert werden? Was ist eigentlich mit dem Datenschutz, wenn eine zu pflegende Person äußert, sie wolle nicht, dass die Pflegekraft Informationen weitergibt? Ergibt sich nicht doch eine Anzeigepflicht aufgrund des Verdachts einer Straftat? Es gibt hierzu leider keine schnellen Antworten, da hier ein verantwortlicher Umgang mit der Situation die Beleuchtung wichtiger persönlicher Details bis hin zu datenschutzrechtlichen Fragen erfordert.

Hier steht man zwar noch am Anfang, aber aus einem Projekt in Stuttgart, in dem Interventionsverfahren erarbeitet wurden, wie mit gewalttätigen Ehemännern/Lebenspartnern verfahren werden sollte (Burkhardt, 2003), lassen sich zum Beispiel

Thesen der sekundären Prävention für das häusliche Pflegesetting ableiten. So brauchen Betroffene und Beteiligte die Möglichkeit einer Beratung, auf Wunsch auch anonym. Dort könnten Entscheidungshilfen gewährt werden, mit dem Ziel, zu entlasten, zu stärken und zu klären, ob und wie sie intervenieren sollten, nämlich ob ein Sozialdienst hinzuzuziehen ist oder ob wegen großer Gefahr vielleicht sogar die Polizei eingeschaltet werden sollte (s. a. Kasten).

Beispiele für Hilfetelefone

- Beratungs- und Beschwerdestelle bei Konflikt und Gewalt in der Pflege älterer Menschen, Berlin
  http://www.pflege-in-not.de/
- Krisentelefon im Landkreis Böblingen e.V.
  http://krisentelefon-bb.de/
- Pflege in Not Brandenburg: Beratung und Unterstützung in schwierigen Pflegesituationen
  https://pflege-in-not-brandenburg.jimdo.com/
- Anonymes Beratungstelefon bei Gewalt in der häuslichen Pflege
  http://www.stuttgart.de/item/show/535186
- Bonner Initiative gegen Gewalt im Alter – Handeln statt Misshandeln e.V. (HsM)
  Diese erste Initiative gegen Gewalt im Alter musste ihre Arbeit 2016 nach 18 Jahren aufgrund mangelnder finanzieller Unterstützung einstellen.

Solange solche Beratungstelefone noch nicht flächendeckend eingerichtet sind, könnte unter Rechtsgüterabwägung ein Hinweis an das zuständige Sozialamt erwogen werden, dass unter der Adresse eventuell ein Problem besteht. Dies kann einen Hausbesuch des Sozialdienstes auslösen und zu einer Lastenverteilung führen.

5.4 Hilfen für professionell Pflegende

Weiter oben wurde angesprochen, wie hilfreich und entlastend es sein kann, eine Beobachtung in die Teamebene gehoben und ein weiteres Vorgehen gemeinsam abgestimmt zu haben.

Zur Unterstützung gibt es gute Hilfen. Ein übersichtliches Ablaufdiagramm zum Umgang mit Pflegesituationen mit Gewaltverdacht findet sich im Abschlussbericht des Projekts „Potentiale und Risiken in der familialen Pflege alter Menschen“ (PUR-

FAM) (Zank et al., 2013, S. 153). Das Material ist kostenlos erhältlich unter: http://www.hf.uni-koeln.de/data/gerontologie/File/PURFAM%20Abschlussbericht%20Onlinefassung_2015.pdf (siehe dazu mit weiteren Ausführungen auch Bonillo et al., 2013).

Außerdem haben die Autorinnen eine „PURFAM Checkliste: Pflegekraft" und eine „PURFAM Checkliste: Pflegeteam" entwickelt (Zank et al., 2013, S. 145), zu deren Handhabung im Bericht auch eine Anleitung zu finden ist (Zank et al., 2013, S. 135).

In der *„PURFAM Checkliste: Pflegekraft"* werden konkrete Anzeichen für problematische Pflegesituationen aufgelistet und die verschiedenen Bereiche kritischer Situationen jeweils konkret beschrieben. Zutreffendes kann von der zuständigen Pflegekraft jeweils angekreuzt werden. Die Checkliste enthält keine Gesamtbeurteilung der Situation und dient lediglich als Grundlage zur Fallbesprechung im Team. Es wird empfohlen, die „PURFAM Checkliste: Pflegekraft" routinemäßig 2–3 Wochen nach Beginn der professionellen Pflege auszufüllen.

Die *„PURFAM Checkliste: Team"* dient dazu, die einzelnen Bereiche problematischer Anzeichen bzw. problematischen Verhaltens, die in der „PURFAM Checkliste: Pflegekraft" dokumentiert werden können, zusammenfassend zu beurteilen und zu einer Entscheidung über das weitere Vorgehen zu gelangen. Das heißt, in der Teambesprechung wird die Checkliste: Pflegekraft geprüft, die Checkliste: Team aber nur dann eingesetzt, wenn die Pflegekraft eine oder mehrere Auffälligkeiten dokumentiert hat. Die einzelnen Punkte auf der „PURFAM Checkliste: Team" beruhen dabei jeweils auf den Entscheidungen des gesamten Teams.

Das Miteinander von Pflege empfangender Person, pflegenden Angehörigen und Pflegefachkräften ist eine hochkomplexe Lebenssituation. Vieles ist seit langem gewachsen und daher nicht leicht veränderbar. Manches ist aber in der aktuellen Situation gestaltbar. Häufig wird jedoch dabei übersehen, was man trotz allem an Ressourcen einbringen könnte. In Kapitel 6.3 wird das NOW-Modell eingeführt werden, das diesen Gedankengang unterstützt.

Als Zusammenfassung zeigt *Tabelle 5-1* im Vorgriff orientiert am NOW-Modell Beispiele, welche Faktoren in häuslichen Pflegesettings aggressives Verhalten und – ganz wichtig – welche Faktoren Sicherheit und Gleichgewicht fördern könnten.

Abschließend sollen drei Sachverhalte nochmals betont werden:

- Ein Aggressor ist im Rahmen von reaktiver Aggression an sich keine „böse", sondern eine hilfebedürftige Person.
- Eine Pflegekraft, die Kenntnis über aggressive Ereignisse hat, braucht die Unterstützung des Teams für den weiteren Umgang mit dem Ereignis.
- Eine entdeckte Straftat sollte nicht unter den Teppich gekehrt werden.

Tabelle 5-1: Einflussfaktoren auf die Entwicklung aggressiver Situationen im häuslichen Setting (Quelle: Walter/Nau/Oud, 2012, S. 340 f.)

Faktoren	Gleichgewicht und Sicherheitsgefühl fördernd	Aggressives Verhalten fördernd
Personale Faktoren beim Pflegebedürftigen	• in soziales Netzwerk eingebunden sein • soziale Interaktion • gelingende neue Justierung von Nähe-Distanz-Regulation und Intimität • Akzeptanz der Rolle des „Krank-Seins“ und „Abhängig-Seins“	• Mangel an Privatheit • innerfamiliäre Konflikte • starker Alkoholkonsum • soziale Isolation • konfliktorientierte Form der Problemverarbeitung
Personale Faktoren beim pflegenden Angehörigen	• gute Freundschaften weiter pflegen können • weitere Teilhabe am gesellschaftlichen Leben • Aussprachemöglichkeit • eigene Belange verbalisieren können • über aggressive Gefühle reden dürfen • gelingende Neujustierung von Nähe-Distanz-Regulation und Intimität	• belastete Beziehung zum Zeitpunkt der Übernahme der familiären Pflegeaufgabe • Überlastung, Überforderung • Erschöpfung • Gefühl der Vergeblichkeit und Unentrinnbarkeit • Wahrnehmung, der Pflegeempfänger fordere nur und sei undankbar • starker Alkoholkonsum • soziale Isolation • konfliktorientierte Form der Problemverarbeitung • schicksalhafte (verwandtschaftsbedingte) Verbundenheit trotz erlebter Unterschiedlichkeit und Konflikthaftigkeit
Personale Faktoren beim Mitarbeiter	• Gelassenheit • Wissen um typische Situationen • Fähigkeit zur angemessenen Interpretation des Ereignisses • Kompetenzen im Umgang mit Aggressionsereignissen	• fehlende Möglichkeit, sich Zeit für den Klienten zu nehmen • kompromissloses Beharren auf vorgegebenen Strukturen

Faktoren	Gleichgewicht und Sicherheitsgefühl fördernd	Aggressives Verhalten fördernd
Umgebungs-faktoren (stabile und variable)	• Gewissheit, dass keine Vorwürfe kommen, wenn der Besuch länger gedauert hat • ehrliche (weder überhöhende noch degradierende) kulturelle Normen für die Rolle der alten Gesellschaftsmitglieder in der Gesellschaft • gute Beziehungsqualität vor Eintreten der Pflegebedürftigkeit • geklärte Zuständigkeiten und gute Vernetzung zwischen Pflegedienst, MDK, Betreuungsämtern, Sozialamt, Polizei und ärztlichem Dienst • Gewissheit hinsichtlich der rechtlichen Situation	• Stress • inoffizielle kultur- oder schichtspezifische Normen (alte Menschen als Belastung für die Leistungsfähigen) • Netz gegenseitiger Abhängigkeit • Zeiten (familiärer) Krisen, wie z. B. Arbeitslosigkeit • gemeinsamer Haushalt • Schon vor Eintritt in Pflegebedürftigkeit wurden „Aufwand der Beziehungspflege" und „Ertrag" in ungünstigem Verhältnis empfunden • Schweigekultur • Haltung/Selbstverständnis, Probleme alleine lösen zu müssen • Zeitdruck
Inter-aktionelle Faktoren	• Wertschätzung, Respekt und Achtung werden durch Rede und Körpersprache stimmig transportiert	• akustische Verständigungsschwierigkeiten • wie ein Erzieher mit Vorschulkind zu reden • Drohhaltung („Wenn ..., dann kommst Du ins Heim") • Schweigen (als Strafe)

6
Theorien und Modelle der Aggressionsentstehung

Theorien und Modelle haben die Aufgabe, Phänomene, Aspekte und Situationen unseres Lebens in der Welt zu beschreiben, zu erklären und Verläufe vorhersagbar zu machen. Eine Theorie oder ein Modell lenkt unsere Wahrnehmung, Deutung und Wertung der Situation. Auch Haltung und Wortwahl sind davon beeinflusst. Also ist es wichtig, sich klar darüber zu sein, welcher von Theorie inspirierten Deutung man folgt. Der Gewaltforscher Klaus Wahl brachte es für diese Thematik auf den Punkt:

> *„Die Diskussion über Gewalt kann leicht in verschiedene Fallen tappen […]: Gewalt nur noch zu individualisieren, zu pathologisieren oder zu biologisieren, ohne auf die komplexen sozialen Zusammenhänge zu achten (Umdeutungsfalle); mittels spektakulären Gewaltvokabulars massenmedial punkten zu wollen (Skandalisierungsfalle); überall im Alltag nur noch Gewalt zu wittern (Inflationsfalle); Betroffenheitskurse mit simplen Täter-Opfer- und Gut-Böse-Schemata zu führen (Moralisierungsfalle); die Gewalt mancher Gruppen als normale oder natürliche Entwicklung zu deuten (Normalisierungsfalle) oder übervereinfachte Erklärungen von komplexer Gewalt anzubieten (Reduktionsfalle) (Heitmeyer u. Hagan, 2002, S. 21). In der Gegenrichtung könnte man allerdings auch vor der Falle der Biophobie warnen, wenn vor lauter sozialen Faktoren und Konstruktionen nicht mehr die biotischen Fundamente und biopsychischen Mechanismen von Aggression gesehen werden.“ (Wahl, 2009, Kap. 2.1.2 - Kindle, Pos 284)*

Hinsichtlich des Phänomens „Aggression und Gewalt“ gibt es zahlreiche konkurrierende oder auch sich gegenseitig ergänzende Theorien in recht unterschiedlicher Qualität. Der Bogen reicht von persönlichen subjektiven Theorien bis hin zu Theorien mit guter wissenschaftlicher Absicherung und Verständlichkeit. Sie alle einzeln zu würdigen, würde den Rahmen dieses Buches sprengen, kann hier aber auch besten Gewissens mit einem Hinweis auf die Arbeit von Klaus Wahl (s.a. Kap. 6.5) auf die im Folgenden angeführten Theorien und Modelle eingegrenzt werden.

Bestimmte Theorien sollen an dieser Stelle ins Bewusstsein gerufen werden. Es sind nicht immer die besten, auch wenn sie in Teilen sehr populär sind. Sie werden deshalb kurz vorgestellt, aber auch mit Hinweisen darauf versehen, wo ihre Grenzen liegen und inwiefern sie aus heutiger Sicht für das Setting des Gesundheits- und Sozialwesens geeignet oder ungeeignet sind.

6.1 Instinkttheorie

Im instinkttheoretischen Ansatz wird davon ausgegangen, dass Aggression naturgegeben ist und eine Notwendigkeit zur Arterhaltung darstellt. Gemäß dieser Theorie steckt in jedem Menschen Animalisches. Wie die Tiere sind auch die Menschen aggressiv und potenziell gewalttätig. Die Menschen unterscheiden sich insofern von den Tieren, als sie bestimmte Aggressionsereignisse in Spiel und Sport kultiviert haben und Kraft vernünftiger Überlegung auch ansonsten eine gewisse Steuerungsmöglichkeit für ihr Verhalten haben. Ein wesentlicher Vertreter dieser Theorie war Konrad Lorenz. Er entwickelte die Theorie anhand der Beobachtung von Barschen an Korallenriffen (Lorenz, 1976). Die Instinkttheorie ist wissenschaftlich nicht genügend fundiert und erfährt keine wissenschaftliche Akzeptanz. Gleichwohl hält sie sich mehr oder weniger explizit und in unterschiedlichen Spielformen bis hin zur unangebrachten Verwendung altertümlicher Sprichwörter (*Homo homini lupus est* – Der Mensch ist dem Menschen ein Wolf) hartnäckig im Bewusstsein der Menschen. Sie führt außerdem zu der schädlichen Annahme, man müsse Möglichkeiten schaffen, sich abzureagieren, etwa durch Sandsack-Boxen. Man läuft dabei jedoch Gefahr, ein psychomotorisches Muster zu etablieren, das bei aggressiver Gefühlslage nur allzu leicht und unkontrolliert abgerufen werden kann.

Mit der Instinkttheorie können zwischenmenschliche Aggressionsereignisse nicht wirklich erklärt werden und es lässt sich nicht voraussagen, in welchen Situationen des Gesundheits- und Sozialwesens es zu Aggressionsereignissen kommen wird, wie sie ablaufen werden und welche Interventionen sinnvoll wären, um diese Ereignisse steuern zu können. Sie hat schädliche Auswirkung durch die Annahme, dass man eben nicht anders könne, als aggressiv zu werden.

6.2 Theorie des sozialen Lernens

Unter der Theorie des sozialen Lernens werden wissenschaftliche Erkenntnisse von Forschenden zusammengeführt, die darauf hinweisen, dass Lernergebnisse bestimmen, wie man etwas erlebt und deutet und welche Handlungsskripte sich

Menschen aneignen (Bandura, 1983; Geen, 1990). Albert Bandura gehört hier zu den einflussreichsten Vertretern. Sein berühmter Versuch zum Beobachtungslernen hat, neben der wissenschaftlichen Erkenntnis, große metaphorische Bedeutung: Erwachsene, die als Vorbilder fungierten, gingen mit einer großen, aufblasbaren Clownspuppe in physisch und verbal aggressiver Art um. Später durften Kinder mit der Puppe spielen und imitierten das Verhalten der Erwachsenen. In der Kontrollgruppe mit Kindern, die ohne vorherige Beobachtungsmöglichkeit mit der Puppe spielen durften, kamen die Kinder dagegen nicht auf die Idee, die Puppe aggressiv zu behandeln (Bandura, 1973). Diese Theorie verweist darauf, dass Aggression als ein Lernergebnis zu sehen ist. Unter anderem kann gelernt werden, dass Aggression folgende Wirkungen hat:

- *soziale Wirkung:* z.B. Status innerhalb der Clique
- *materielle Wirkung:* z.B. Besitz von (erbeutetem) Geld oder Konsumgütern
- *psychische Wirkung:* z.B. Erleichterung, eine unangenehme Situation beendet zu haben.

Vertreter dieser Theorie gehen davon aus, dass bei bestimmten Personen aus einem aggressionsaffinen Umfeld eher mit Aggression zu rechnen sein wird, als bei anderen. Für die Verwendbarkeit im Pflege- und Gesundheitssetting berücksichtigt die Theorie allerdings zu wenig, dass ein aktuelles Verhalten von der jeweiligen Situation und dem jeweiligen Setting beeinflusst wird und Menschen nicht nur willige Empfänger von Aggressionsaufforderungen sind, sondern aggressives Verhalten auch als abstoßend empfinden.

6.3 Frustrationstheorie

Die Frustrationstheorie wird vor allem mit dem Namen John Dollard (Dollard et al., 1939) verbunden. Die Theorie beschreibt Aggression als Antwort auf Frustration bzw. als Reaktion darauf, dass Ziele bzw. Wünsche unerreicht bleiben. Aggression kann dann ein Versuch sein, das Ziel oder den Wunsch doch noch zu erreichen.

Typischerweise tritt die Aggression zusammen mit einem Ärgergefühl auf und entsteht nicht, wenn der Frustrationsauslöser als gerechtfertigt erlebt wird. Im Rahmen der Frustrationstheorie kann auch die aversive Stimulation angesprochen werden. Eine Stimulation ist aversiv bzw. Widerwillen auslösend, wenn Erwartungen unerfüllt bleiben. Es kann sich dabei um unerfüllte Wünsche oder schmerzliche Erfahrungen wie Lärm, zu wenig Platz, schlechte Luft oder um körperlichen Schmerz handeln, die zu einer Aggressionsbereitschaft beitragen (Selg, 1971).

Die Frustrationstheorie kann leicht erklären, warum an bestimmten Orten (z. B. eine überlaufene Notfallaufnahmestation, mit engen räumlichen Verhältnissen und schlechter Luft) oder in bestimmten Situationen (vergebliches aufopferndes Bemühen) eher aggressive Ereignisse zu erwarten sind. In dieser Theorie bleibt aber zu wenig berücksichtigt, dass das Auftreten aggressiver Reaktionen von weiteren Umständen der Situation abhängt. Die Vorhersagekraft bleibt deshalb eingeschränkt.

6.4 Stress

Interessant ist die physiologische Betrachtung von Stress (Rensing et al., 2006; Vester, 1993), obgleich Stress keine eigentliche Aggressionstheorie ist. Bei großer Gefahr ist der Körper in der Lage, eine besondere körperliche Leistungsbereitschaft zu erzeugen, mit der ein Mensch seine Fähigkeit erhöht, sich aus einer Gefahrensituation zu retten. Zu diesem Zweck entwickelt sich eine Art Tunnelblick, das heißt, die gesamte Konzentration ist auf den Fluchtweg gerichtet. Eine andere differenzierte Erörterung ist zu Gunsten erhöhter Überlebenswahrscheinlichkeit unmöglich (s. Kasten).

Wenn die Gefahr überstanden ist, muss der Körper aber aus der Situation *Alarmstufe Rot* auf ein normales und effizientes Leistungsniveau zurückgeführt werden. Dies geht häufig einher mit Nebenwirkungen wie dem Gefühl der Leere, Desorientiertheit, Niedergeschlagenheit, fehlender Vitalität, Kopfschmerzen oder dem Gefühl der körperlichen Schwäche (viele spüren das als „weiche Knie“).

Mit diesen Kenntnissen lässt sich erklären, warum Menschen in aggressiven Situationen, in denen sie ja gleichzeitig unter Stress stehen, Schwierigkeiten haben, Sachverhalte differenziert abzuwägen. Das erklärt, weshalb es anspruchsvoll ist, mit

Beispiel

Eine Zeugin eines Zugunglücks in einem Sackbahnhof berichtete, sie habe sich nach ihrer Flucht vor einem ungebremsten Zug schließlich vor dem Bahnhof wiedergefunden. Der Zug war auf den Prellbock aufgefahren, aus den Gleisen gesprungen und kam an Verkaufsräumen zum Stehen. Weder wusste sie etwas über ihre Fluchtwegfindung, noch hatte sie das Getöse wahrgenommen, obgleich sie mit Staub und Steinchen überschüttet war. Eine ausführliche Erörterung und Überlegung über den wirklich besten Fluchtweg vor einer Flucht wären womöglich tödlich gewesen.

diesen Menschen zu kommunizieren. Es lässt sich damit aufzeigen, warum zum Beispiel eine Pflegekraft, die sich vor eine Tür und damit in den Weg stellt, bei einem aggressiven Patienten den Impuls verstärkt, sich Zugang zu der Tür zu verschaffen.

Bedenkt man also, dass es zum Beispiel im Krankenhaus viele Situationen gibt, die Patienten als stressbelastet oder bedrohlich erleben können, wird nachvollziehbar, weshalb professionelle Angstreduktion wichtig sein könnte. Der beschriebene theoretische Ansatz erklärt jedoch nicht, was oder welcher konkrete Anlass das jeweilige Verhalten ausgelöst hat und was weiter zu tun ist.

6.5 Interdisziplinärer Ansatz

Eine wertvolle interdisziplinäre Beschreibung und Erklärung zu Erscheinungsformen und Verursachungsebenen von Aggression und Gewalt entwickelte Wahl (2009), dessen Schema (*Abb. 6-1*) schnell deutlich macht, dass die wissenschaftlichen Grenzen eines Fachgebiets zu Schnittstellen zwischen den Fachgebieten umgearbeitet werden können. Diese ergänzen sich jeweils in ihrem erklärenden Ansatz. Demnach resultieren Erscheinungsformen von Aggression aus biopsychischen Überlebensmechanismen: nämlich, ob eine Person zum Beispiel Bedrohung, Stress, Frustration verarbeitet, indem sie mit Schreckstarre (*fright*), Ohnmacht (*faint*), Erstarren (*freeze*), Flucht (*flight*), Kampf (*fight*) oder dem Schaffen von Netzwerken (*tend and befriend*) reagiert. Dabei werden auch in Form eines BIS und BAS individuelle Ausprägungen berücksichtigt:

- Ein BIS (*behavioral inhibition system*) vermeidet eine Annäherung an die Quelle des Übels durch Produktion von Furcht.
- Ein BAS (*behavioral approach/activation system*) ruft als Reaktion auf Reize, die Belohnung oder zumindest Nichtbestrafung signalisieren, Vorfreude und andere positive Emotionen hervor und strebt das Objekt an.

Aggression wird aber nicht allein von solchen grundlegenden, aus der Evolution stammenden Mechanismen angeleitet. Wie stark diese jeweils im einzelnen Menschen wirksam werden, hängt ab von:

- dessen Genen und der Entwicklung der individuellen Persönlichkeit von der Zeugung an
- Einflüssen in der Schwangerschaft und den Beziehungs-, Erziehungs- und Bildungserfahrungen ab der frühesten Kindheit.

Da Menschen niemals nur für sich leben, werden auch die Ebene der Gesellschaft bzw. Sozialisation durch Familien, Schulen, Gleichaltrige und Medien sowie die Wir-

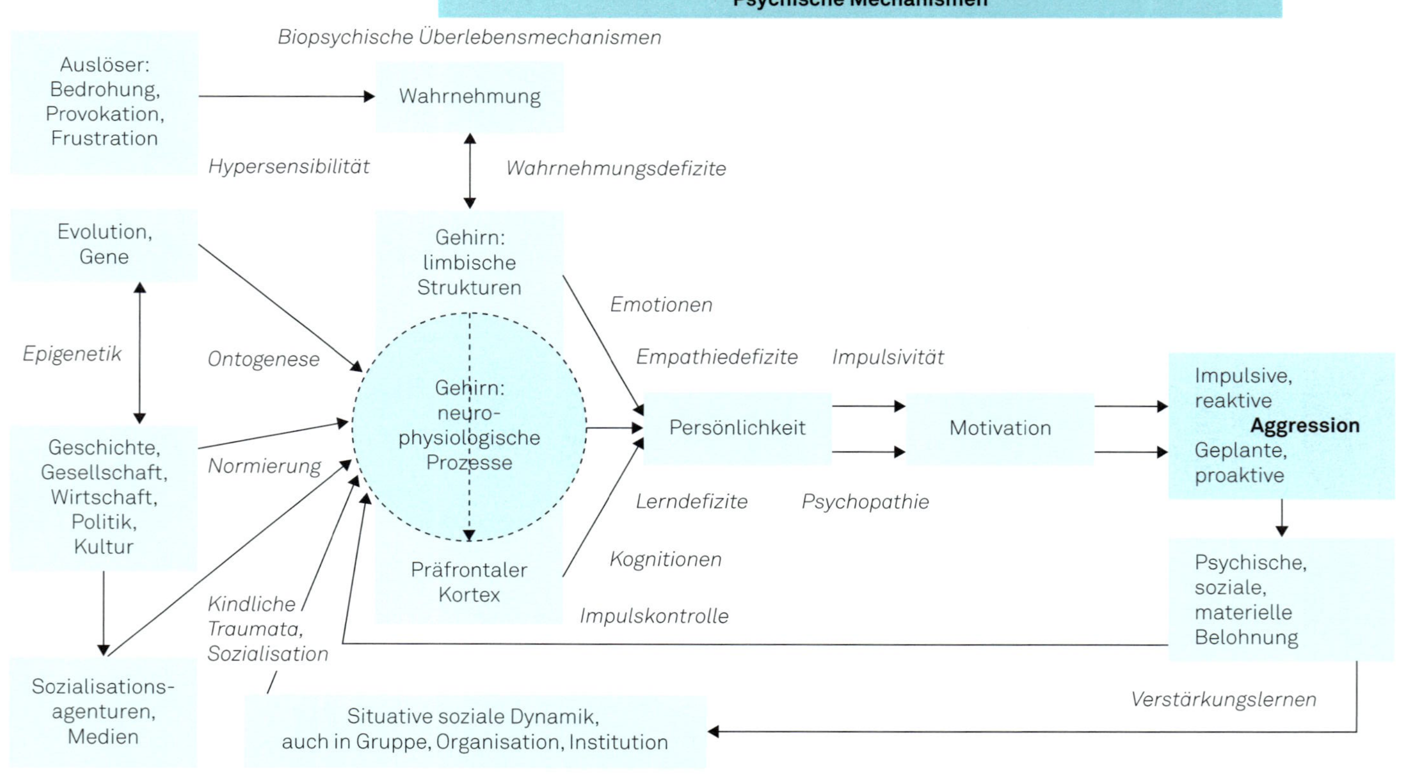

Abbildung 6-1: Modell zu bio-psycho-sozialen Mechanismen der Aggression nach Wahl (© Wahl, 2009, Wiedergabe mit freundlicher Genehmigung)

kungen der weiteren Umwelt physischer, wirtschaftlicher, gesellschaftlicher, kultureller und politischer Art und ihrer Geschichte berücksichtigt. Auf gesellschaftlicher Ebene geht es auch um Vorbedingungen, Krisen, motivierende Auslöser und Katalysatoren bis zu den Folgen von Gewalt. All diese biologischen und sozialen Faktoren wirken im Gehirn zusammen, um – psychologisch gesehen – zu unterschiedlichen Formen von Aggression zu motivieren, zum Beispiel zu reaktiver oder geplanter Gewalt, aber auch zu erfolgreicher Impulskontrolle.

Dies alles bringt Wahl in einem schlüssigen „Modell der bio-psycho-sozialen Mechanismen der Aggression" zusammen und schafft es auf diese Weise, die immens unterschiedlichen aggressiven Situationen und Äußerungsformen zu bündeln.

Offen ist jetzt nur noch, wie in der akuten Situation einer Begegnung zweier Menschen eine schnelle deeskalierende Reaktion eingeleitet werden kann und was an grundsätzlichen Interventionen bis hin zu Gestaltung von Rahmenbedingungen gesetzt werden kann, um die Wahrscheinlichkeit aggressiver Verhaltensweisen zu reduzieren.

6.6 Situationsspezifischer interaktionistischer Ansatz

Im situationsspezifischen interaktionistischen Ansatz fließen verschiedene wissenschaftliche Diskussionen zusammen (Breakwell, 1998; Tedeschi et al., 1994; Walter et al., 2012e; Whittington et al., 2006). Die Vertreter dieses Ansatzes gehen davon aus, dass es für eine gegebene aktuelle aggressive Situation einen Schlüsselreiz gibt und dass gleichzeitig das Auftreten sowie der weitere Verlauf des Ereignisses von multifaktorieller und interaktiver Natur sind.

Im Fallbeispiel A (s. Kasten) ist die metallene Rundung der Klemme ein Schlüsselreiz (*Abb. 6-2*). Trotz ihrer Ungefährlichkeit ist die Klemme kausale Ursache für alles Weitere, da der Patient die Metallrundung als Teil einer Schere deutet. In der

Fall A

Herr Speyer, ein demenziell veränderter ehemaliger Architekt, hatte im Rahmen der Mundpflege eine ungefährliche Pean-Klemme als gefährliche Schere interpretiert. Er schob die Hand der Pflegekraft zur Seite. Als diese insistierte und nochmals einen Versuch unternahm, musste er deren Hand in logischer Konsequenz in einer Art Selbstverteidigung (Hand mit der Schere) wegschlagen. Im Dokumentationssystem war später zu lesen: „Herr Speyer ist aggressiv".

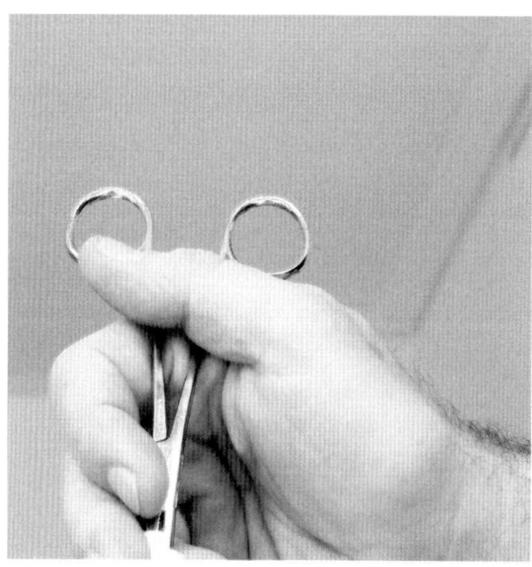

Abbildung 6-2:
Der Griff der Klemme – ein Schlüsselreiz!
(Quelle: © Foto: Nau)

Folge erlebte er eine Bedrohung seiner Integrität oder sogar Gefahr. Da er nicht in der Lage war, differenziert zu kommunizieren und die sich für ihn als gefährlich darstellende Situation andauerte, setzte er sich schließlich körperlich zur Wehr.

Die aggressive Reaktion ist in diesem Beispiel eine Mitteilung erlebter Missachtung oder Angst. In anderen Fällen kann die aggressive Reaktion auch Verzweiflung sein oder ein Ausdruck der Belastung, wie etwa durch Schmerz oder das Gefühl, nicht verstanden zu werden. Die aggressive Art des Mitteilungsversuchs darf als missglückt gelten und ist aus guten Gründen sozial nicht erwünscht, aber – und das sei hier betont – es ist ein Mitteilungsversuch.

Der situationsspezifische interaktionistische Ansatz würdigt Beiträge anderer Theorien zur Klärung der Gesamtsituation und bereitet den Boden für eine schnelle Deutung des aktuellen Ereignisses (*Abb. 6-3*). Er lenkt darauf hin, den Schlüsselreiz zu identifizieren und somit die eigentliche Ursache einer angespannten Situation zu beseitigen.

Aber für eine übergreifende Analyse von Aggressionsereignissen im Gesundheits- und Sozialwesen ist auch dieser Ansatz aus heutiger Sicht nicht hinreichend und umfassend genug, da er auf die Interaktion zweier Menschen reduziert. Das ist zwar didaktisch für die Vermittlung des komplexen Sachverhalts sinnvoll, aber tatsächlich findet diese Begegnung ja unter bestimmten Umgebungsbedingungen statt (s. auch Kap. 6.7 NOW-Modell).

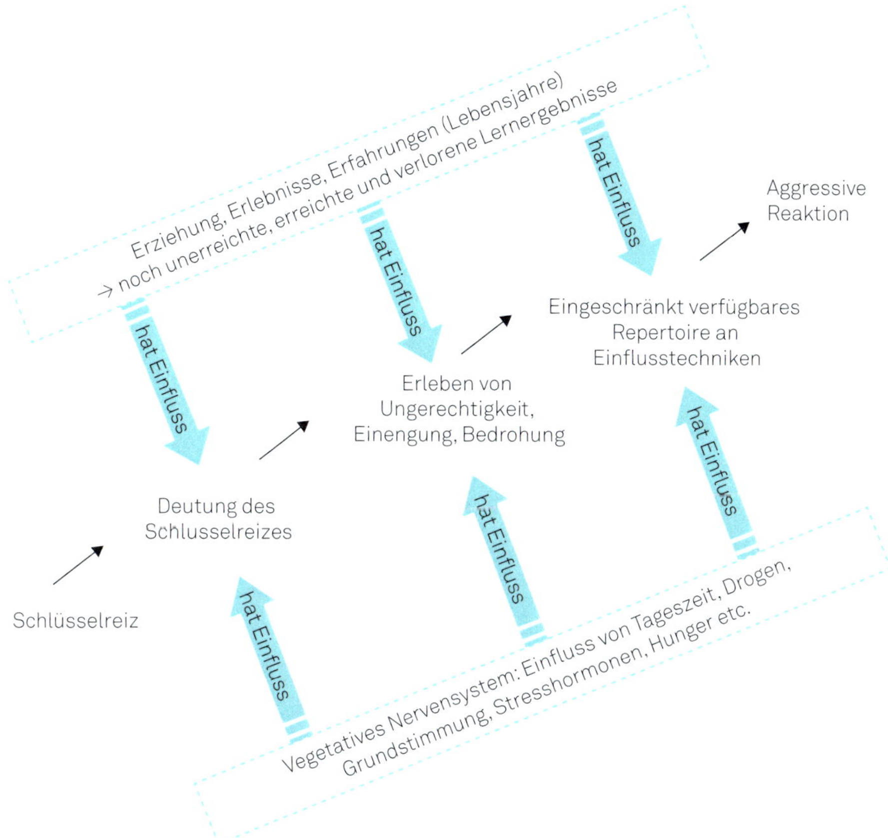

Abbildung 6-3: Schlüsselreiz als eigentlicher Ursprung einer angespannten Situation im situationsspezifischen, interaktionistischen Ansatz (Quelle: Walter/Nau/Oud, 2012a, S. 406)

6.7 Das NOW-Modell

Die durch Interaktion geprägte Hier-und-Jetzt-Situation, wie sie im Gesundheitswesen häufig gegeben ist, sollte noch mehr in den Mittelpunkt der Betrachtung gesetzt werden. Für diese Situationen ist ein Modell notwendig, welches ermöglicht, einfach zu kommunizieren, was sich *im* Ablauf einer aggressiven Situation im „Hier und Jetzt" („*now*") ereignet, ohne dass dabei temporale und weitere situative Aspekte und Umgebungen vernachlässigt werden.

Vor diesem Hintergrund haben Walter, Oud und Nau (Nau et al., 2010c; Walter et al., 2012a) unter Auswertung des aktuellen Diskussionstands zu Aggressionsereignissen im Gesundheitswesen ein Metamodell – das NOW-Modell (*Abb. 6-4*) – entworfen und im internationalen Kollegenkreis zur weiteren Überarbeitung in die Diskussion eingebracht. Derzeit kann auf eine ordentliche nationale und interna-

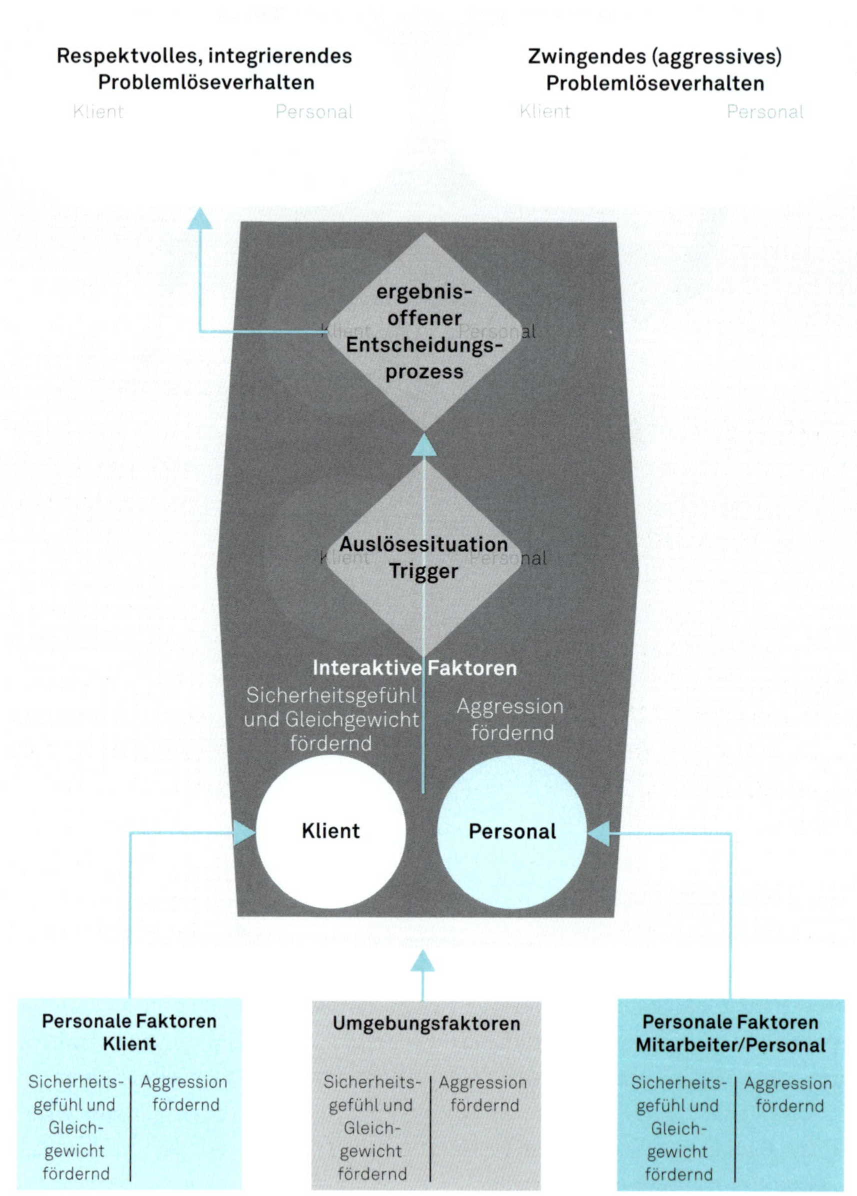

Abbildung 6-4: Das NOW-Modell (Quelle: vgl. Nau et al., 2010c; Walter et al., 2012a)

tionale Alltagsbewährung verwiesen werden und das Modell kann als Analysemodell, Beratungsmodell, Selbstsupervisionsinstrument und didaktisches Hilfsmittel zur Vermittlung des Phänomens aggressiver Episoden dienen. Dem NOW-Modell zufolge liegt der Schlüssel zum Verständnis der aggressiven Situation in der momentbezogenen Auswirkung unterschiedlicher Faktoren. Das Modell fasst den derzeitigen Stand der Wissenschaft in einer Gesamtschau zusammen und bietet für Studierende sowie beruflich und sonstige Interessierte einen Erschließungsweg an, der dann je nach Interesse und Bedarf anhand der mitgelieferten Referenzen weiter verfeinert und in seine Ursprünge zurückverfolgt werden kann.

Das NOW-Modell ist durch die interaktiven Momente zweier Personen in ihrer situativen Einbettung geprägt – in der Abbildung als „Klient" und „Personal" bezeichnet (*Abb. 6-4*). Trotz der Betonung des Hier und Jetzt, wird nicht außer Acht gelassen, dass diese Personen eine Vergangenheit haben und der gesamten Situation eine Zukunftsbedeutung innewohnt. Außerdem wird in den Blick genommen, dass eine Situation niemals unbeeinflusst von baulichen oder organisatorischen Rahmenbedingungen verläuft. Bewusst oder unbewusst, willentlich oder unwillentlich vollzieht sich sodann eine eskalierende oder deeskalierende Entwicklung. Das NOW-Modell betont, dass Beteiligte einer aggressiven Situation jeweils ihre *personalen Faktoren* (z. B. Prägungen, Erfahrungen) einbringen. Auch *Umgebungsfaktoren* beeinflussen die Situation, zum Beispiel als bauliche oder organisatorische (Vor-)Entscheidungen in der Vergangenheit. Beispiele baulicher Umgebungsfaktoren reichen von der Gestaltung eines Wartebereichs über Beleuchtung, Fensterflächen, Belüftung und Geruch bis hin zur Möblierung und Schaffung von Rückzugs- und Fluchtmöglichkeiten. Organisatorische Umgebungsfaktoren können genauso rigide (oder auch konstruktiv-kreative) Grundhaltungen eines Teams oder einer Einrichtung sein. So kann zum Beispiel ein „ehernes Gesetz" der Küche, demzufolge alle Essenswagen mit allen Tabletts bis zu einer bestimmten Uhrzeit zurück sein müssen, dazu führt, dass eine Pflegekraft gegenüber einer langsam essenden Bewohnerin Druck aufbaut, die dann ihrerseits meint, sich dagegen wehren zu müssen.

In dem Modell (*Abb. 6-4*) gibt es keine stigmatisierende Täter-Opfer-Dichotomie, sondern man geht von *Betroffenen* aus. Deren *Interaktion* ereignet sich innerhalb bestimmter *Umgebungsfaktoren*, zum Beispiel (nicht) zur verfügbare Hilfe, gute oder schlechte räumliche Verhältnisse, Beistehende oder Zuschauer sowie die Kommunikationskultur in einer Einrichtung und in einem Team. Aus dieser *Interaktion* entsteht – ausgelöst vom *Stimulus/Trigger/Schlüsselreiz* – in einem *ergebnisoffenen Entscheidungsprozess* ein Ergebnis, das entweder durch ein *respektvolles, integrierendes* oder ein *zwangvolles Problemlöseverhalten* geprägt ist. Bei Ersterem handelt es sich um eine Win-win-Situation (beide Personen gewinnen). Letzteres ist entweder eine Win-loose- (mindestens eine Person verliert) oder Loose-loose-Situation (beide Personen verlieren). Ob positiv oder negativ erlebt, endet die Episode mit prägenden Elementen, die dann als weitere personale Faktoren in Form persönlicher Erfahrungen als – bewusst oder unbewusst – bewertendes Element in eine nächste Episode eingebracht werden. Der vorausgehende Entscheidungsprozess muss dabei nicht bewusst durchlebt sein. Ähnlich dem Kommunikationsaxiom: „Man kann nicht nicht kommunizieren" (Watzlawick et al., 1985) gilt: „Man kann sich nicht nicht verhalten", was wiederum heißt, dass man sich nicht „nicht entscheiden" kann. Sowie man versäumt, etwas zu entscheiden, hat man sich also bereits für eine weitere ungesteuerte Entwicklung entschieden.

Ein weiteres wichtiges Element ist die starke Betonung der Ressourcen, hier also derjenigen Elemente auf persönlicher und Umgebungsebene, die dazu beitragen,

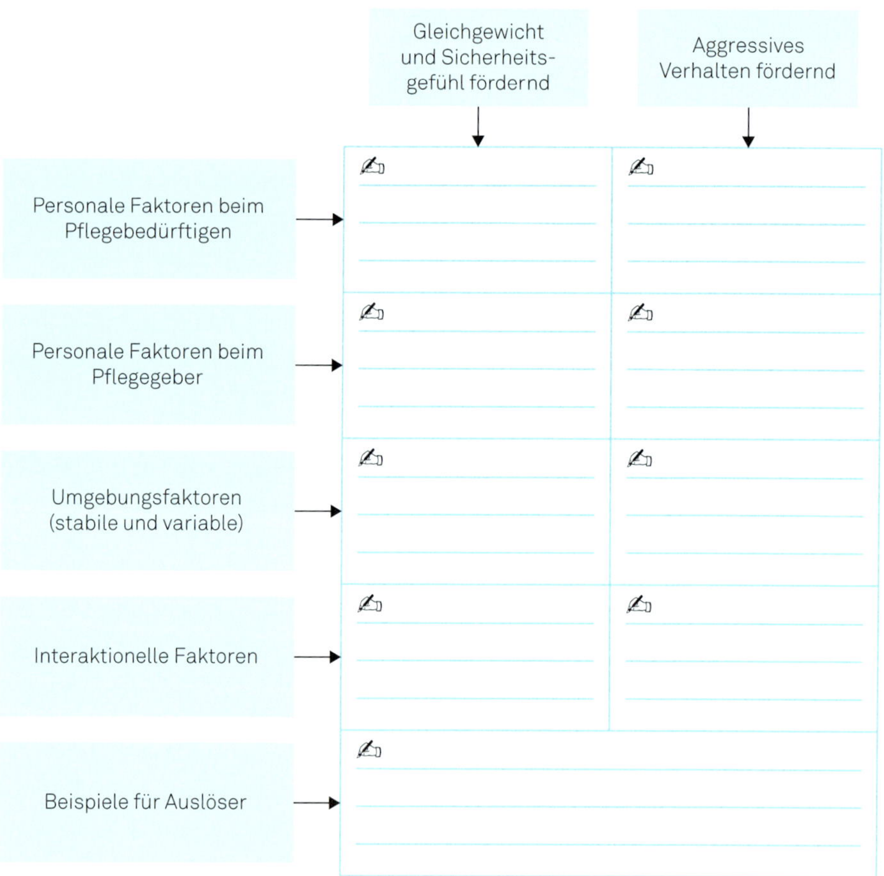

Abbildung 6-5: Das NOW-Modell als Analyse- und Beratungsmodell und als Selbstsupervisionsinstrument (Quelle: Walter et al., 2012, 92)

dass Gleichgewicht und Sicherheitsgefühl gefördert werden. Diese tragen also dazu bei, dass die Dinge im Lot bleiben.

Kurz auf den Punkt gebracht, kann das Modell in übersichtlicher Tabellenform als Analysemodell, Beratungsmodell oder Selbstsupervisionsinstrument genutzt werden (*Abb. 6-5*).

In der Anwendung eines Beratungsmodells konnten zum Beispiel Angehörige, die zur Übernahme der Pflege bereit waren, ausdrücken, wie wichtig es für sie sein wird, weiterhin mit bestem Gewissen in Urlaub fahren zu können. Die angehende pflegebedürftige Mutter konnte zum Ausdruck bringen, wie wichtig es für sie sein wird, niemals in dem Gefühl leben zu müssen, ein Almosen zu empfangen. Mitglieder eines Pflegeteams konnten vereinbaren, dass sie sich gegenseitig eine Auszeit von der Pflege eines extrem schwierigen Menschen gewähren usw.

Ein Anwendungsbeispiel für gleichgewichts- und aggressionsfördernde Faktoren im häuslichen Kontext findet sich in *Tabelle 5-1*. Bei weiterem Interesse sind viele Anwendungsbeispiele für jeweilige Settings bei Walter et al., 2012e zu finden.

7
Eskalationsprävention und Deeskalationsstrategien

7.1
Impulse aus dem Phasenmodell

Um ein Aggressionsereignis in seinem Ablauf und den Präventionsansätzen besser verstehen zu können, ist das Modell des *Assault Cycle* von Breakwell (1997) sehr geeignet. Es bildete die Grundlage für *Abbildung 7-1*, in der das Modell entsprechend dem aktuellen Diskurs weiter ausdifferenziert wurde (Walter et al., 2012e).

Für das Verständnis ist hilfreich, wenn man sich vor der Weiterarbeit am Text die Ausführung zur Stresswirkung und die situationsspezifische interaktionistische Betrachtungsweise in Erinnerung ruft (*Kap. 6*).

In *Abbildung 7-1* wird der typische Verlauf einer reaktiven Aggression am Beispiel des Aggressors dargestellt. Es ist sinnvoll, im Blick zu behalten, dass sich zum Beispiel Personal oder Angehörige – komplementär zu einem sich bedroht fühlenden Pflegebedürftigen – ebenfalls bedroht fühlen. Bei mangelnder differenzierter Erörterungsmöglichkeit leidet das Personal infolge des Stresses mit, steigt ggf. selbst in die Aggressionsszene ein und verliert an Handlungsfähigkeit.

Von unten nach oben nimmt der Erregungslevel des/der Beteiligten zu. Dem jeweiligen Erregungslevel zugeordnet findet sich ein Anhaltspunkt für Interventionsmöglichkeiten. Von links nach rechts ist die Episode in ihrer zeitlichen Entwicklung zu sehen. Dem zeitlichen Entwicklungsschritt ist zugeordnet, wo Primär-, Sekundär- und Tertiärprävention zum Tragen kommen (Ausführungen zu Prävention s. Kap. 7.2).

In der Folge sollen die einzelnen Phasen näher ausgeführt werden. Ihnen zugeordnet finden sich orientierende Elemente professionellen Verhaltens.

Phase 0^{x}: Relativ normale Phase

Basisverhalten. Diese Phase gibt den Mitarbeitenden Aufschluss darüber, wie sich eine bestimmte Person in üblicher Weise verhält. Je besser man eine Person kennt, desto leichter lässt sich auch eine solche Abweichung feststellen.

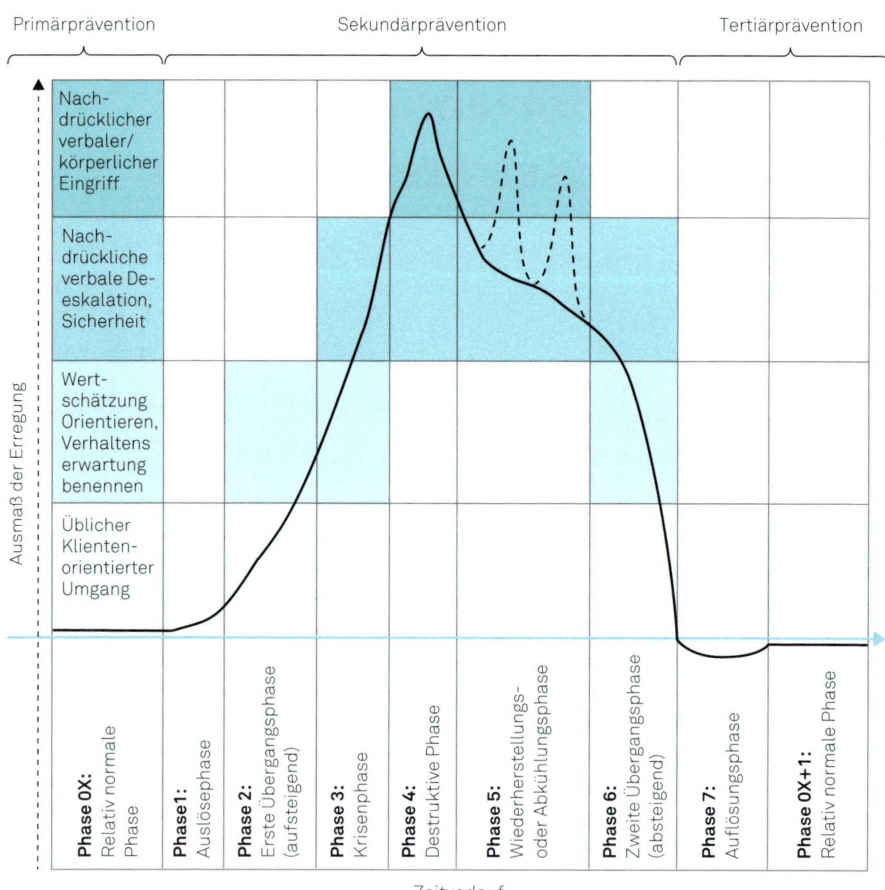

Abbildung 7-1: Phasenverlauf bei Aggressor und Angegriffenem (Quelle: Walter et al., 2012c, 109)

Professionelles Verhalten in dieser Phase:

- wertschätzendes Verhalten zeigen
- Transparenz für Sachverhalte und Vorgänge bieten
- Willkommenskultur leben.

Phase 1: Auslösephase

Beim Patienten steigt die Anspannung – wodurch auch immer ausgelöst. Die Person ist sich dessen nicht immer bewusst. Ihre Reflexionsfähigkeit ist so gut wie in der Normalphase. Eine Kontaktaufnahme und ein gezielter verbaler Austausch sind in dieser Phase in der Regel gut möglich. Die gemeinsame Suche nach der Ursache bzw. dem Hintergrund der beginnenden Erregung ist möglich.

Professionelles Verhalten in dieser Phase:
- Zeichen der Anspannung (Verhalten, Körperausdruck) wahrnehmen und ansprechen
- aktives Zuhören
- Perspektive des Klienten einnehmen (sie sollte verstanden, muss aber nicht akzeptiert werden)
- Auslösereiz suchen
- Lösungen finden
- Angebote zur Erleichterung der Situation schaffen (z.B. Getränke anbieten bei langer Wartezeit).

Phase 2: Erste Übergangsphase

Die Person erlebt sich zunehmend selbst als erregt. Sie fühlt sich zunehmend verärgert, bedroht oder provoziert und verhält sich zunehmend agitiert – oder zieht sich zunehmend zurück. Es bestehen noch erhebliche Spielräume für die Aufnahme des Gesprächs.

Professionelles Verhalten in dieser Phase:
- die Sicherheit aller Beteiligten im Blick halten
- Kontrolle/Steuerung der Situation übernehmen (nicht versuchen, die Kontrolle über den Klienten zu übernehmen)
- Kontakt zum Klienten aufrechterhalten, nicht bedrängen, Raum und Zeit gewähren
- bei berechtigter Kritik zustimmen
- wichtige grundlegende Aspekte, Normen oder Themen, wie etwa feuerpolizeiliche Auflagen, benötigen keine Zugeständnisse; kleinere Zugeständnisse, wo möglich, erlauben
- Handlungsoptionen anbieten, die mit der Sicherheit der Situation vereinbar sind.

Phase 3: Krisenphase

Die Person bezieht erlebten Ärger, Bedrohung oder Provokation zunehmend auf die anwesenden Personen. Dadurch entstehen Bedrohungen und ggf. Gefährdungen für die Umgebung (Personen wie Einrichtung). Kognitive Fähigkeiten und Problemlösefähigkeiten sind deutlich beeinträchtigt. Der Zugang über Körpersprache ist noch am ehesten möglich. Bei verbaler Kommunikation mit dem Klienten: kurze, klare Sätze bilden. Gegebenenfalls ist die Person nicht mehr erreichbar und es benötigt dann kurzer akustischer oder visueller Impulse.

Professionelles Verhalten in dieser Phase:

- assertives Auftreten
- die Sicherheit aller Beteiligten sicherstellen
- das Personal ist zuständig, die Kontrolle über die Situation sicherzustellen
- Handlungsoptionen anbieten
- Zeichen der Wertschätzung setzen; Verhalten vermeiden, das als Bedrohung empfunden werden könnte
- viel Raum und Zeit gewähren.

Phase 4: Destruktive Phase

Die Person hat die Selbstkontrolle verloren. Es kommt zu physischer Aggression (gegen Gegenstände und/oder Personen). Körperkontakt ist riskant. Heftige akustische Impulse (z.B. lautes Anschreien) können ggf. noch zum Aggressor durchdringen, deren Wirkung ist jedoch kaum einschätzbar. Nonverbale Anteile (Stimme, Körpersprache) kommen beim Aggressor noch an.

Professionelles Verhalten in dieser Phase:

- Fluchtwege sicherstellen (z.B. sich in die Nähe der Türe begeben)
- Flucht, Selbstschutz
- Einschalten der Polizei erwägen
- klare, positiv formulierte Handlungsaufforderungen (z.B.: „Stellen Sie bitte die Flasche auf den Tisch“ statt: „Nicht werfen“)
- bei speziell geschultem Personal Übernahme der Kontrolle über die Situation.

Phase 5: Wiederherstellungs- oder Abkühlungsphase

Emotionen und Anlässe sind noch wirksam. Es kommt zur Abkühlung der Erregung. Das gewalttätige Verhalten klingt noch nach. Es muss mit einem Rückfall in eine der früheren Phasen gerechnet werden!

Professionelles Verhalten in dieser Phase:

- immer noch sehr hohe Wachsamkeit gegenüber dem Patienten; sich nicht in das Gefühl begeben, schon alles überstanden zu haben
- Verhalten zeigen, das keine Interpretation als Auslösereiz ermöglicht
- Wiederherstellen bzw. Aufrechterhalten des Kontakts.

Phase 6: Zweite Übergangsphase (absteigend)

Die Person wird für Gespräche/Behandlung wieder zugänglicher. Noch erhöhte Anspannung: Wieder- und Nacherleben von Ärger, Schuld, Angst, eigene Verantwortung/Anteile können noch nicht gesehen werden. Benötigt Kommunikation in klaren, kurzen Sätzen mit Kongruenz von verbaler und nonverbaler Kommunikation.

Professionelles Verhalten in dieser Phase:
- Aufgreifen der Auslösesituation
- Kontakt halten, keine Bewertungen abgeben
- geduldig im Blick behalten, dass sich eine Reflexions- und Lernphase anschließen wird. Jetzt ist es noch zu früh für eine Besprechung.

Phase 7: Auflösungsphase
Erregung und Anspannung sind abgebaut. Klare, abwägende Gedanken sind wieder möglich. Zunehmend greifen Schuldgefühle, Reue oder Groll. Die Person kann in eine depressive Verstimmung fallen. Nachbesprechung wird jetzt möglich. Auflösen der Auslösesituation.

Professionelles Verhalten in dieser Phase:
- Gestaltung einer unterstützenden, nicht ausgrenzenden Umgebung
- Nachbetreuungsgespräch initiieren, in dem der Klient Gelegenheit erhält, aus dem Ereignis zu lernen, um künftig andere Reaktionsweisen zeigen zu können
- Für das Team ein Nachgespräch und für involvierte Personen Nachbetreuung sicherstellen.

Phase 0^{X+1}: Relativ normale Phase
Das individuelle „normale" Verhaltensmuster hat sich wieder eingestellt. Eine neue Erfahrung ist hinzugekommen, die Einfluss auf das weitere Erleben und Bewerten ähnlicher künftiger Situationen haben wird.

Professionelles Verhalten in dieser Phase:
- aufmerksame und weiterhin wertschätzende Begegnung mit dem Klienten
- darauf achten, dass das Ereignis nicht zum Tabuthema wird.

Eine Anmerkung zum Schluss
Die obige Skizze hat etwa so viel mit einem realen Aggressionsereignis gemeinsam, wie die Kinderzeichnung eines Hauses mit einem wirklichen Haus: Die identifizierbaren Elemente wie Dach, Fenster, Türen sind gezeichnet und ein Haus wird als solches erkennbar. Und doch sieht in Wirklichkeit jedes Haus anders aus und hat viele verschiedene Details. In diesem Sinne macht das Modell die klassischen Elemente eines Aggressionsverlaufs deutlich. Die kennzeichnenden Verlaufselemente sind gezeichnet, aber in Wirklichkeit existiert auch dort eine riesige Vielfalt. Die einen Situationen explodieren innerhalb von Sekunden, andere bahnen sich über mehrere Tage an. Manchen sieht man die Abweichung von der Normalphase gleich an, bei anderen kann die Fassade lange aufrechterhalten werden. Man kann wohl darauf ver-

zichten, weitere Beispiele aufzuzählen, da jede Leserin und jeder Leser sicher schon genügend Beispiele unterschiedlicher Verläufe hat. Noch besser als phasengerechte Interventionen wäre natürlich, wenn sich bei einem Klienten eine ausgeglichene Grundstimmung stabilisieren ließe, so dass es keine Abweichung davon gäbe.

7.2 Aggressionsprävention

„Willkommen! Schön, dass Sie da sind. Was können wir für Sie tun?" – Man urteile selbst: Wie wahrscheinlich ist es, dass jemand zu aggressivem Verhalten neigt, der in einladende, lichte, helle Räumlichkeiten kommt und von freundlichem Personal genau die Aufmerksamkeit und Wertschätzung, das Verständnis und die Orientierung erhält, die er benötigt? Vermutlich ist es schwer vorstellbar. Leider gibt es sehr viele Berichte von Patienten, die behaupten, nicht auf solche Weise empfangen worden zu sein.

Wie weiter oben erläutert, können unterschiedlichste Elemente zur Entstehung eines Aggressionsereignisses beitragen. Die Überlegungen müssen also dahin gehen, wie diese beseitigt oder entschärft werden können bzw. wie sich ein Wiederauftreten präventiv verhindern lässt.

Die bekannte Aufteilung in primäre, sekundäre und tertiäre Prävention lässt sich für Aggressionsereignisse in folgende Aufgaben fassen (*Abb. 7-1*):

- *Primäre Prävention:* Sofern Faktoren bekannt sind, die zu Anspannung oder gar aggressiven Verhaltensweisen führen können, sollten diese beseitigt werden. Manchmal reicht schon Information oder das sichtbare Bemühen des Personals, eine schwierige Situation erträglicher zu gestalten. Zum Beispiel kann ein wartender Patient informiert werden, dass der nach ihm gekommene Patient deshalb schon drankommt, weil er zu einem Internisten und nicht – wie er – zu einem Chirurgen muss. Man könnte fragen, ob etwas zum Trinken angeboten werden kann usw.
- *Sekundäre Prävention*: Anspannung und Aggressionsbereitschaft früh erkennen und sofort reagieren. Hier hilft das direkte Aussprechen der Beobachtung. Zum Beispiel: „Ich sehe, Sie werden unruhig, kann ich etwas für Sie tun?"
- *Tertiäre Prävention*: Vermeidung der Folgen eines Aggressionsereignisses und Vermeidung eines Rückfalls in aggressives Verhalten. Falls es zu einem Aggressionsereignis gekommen ist, gibt es eigentlich für alle Beteiligten viel zu lernen (siehe auch „Nachbesprechung" in Kapitel 8). Leider unterbleibt eine Thematisierung des Ereignisses häufig. Dabei wäre es so hilfreich, wenn zum Beispiel nach einer nicht abwendbaren Intervention mit der Patientin besprochen werden würde, wie es dazu gekommen ist und was man gemeinsam unternehmen

könnte, um ein solches Ereignis nicht mehr entstehen zu lassen. Selbstverständlich kann dieses Gespräch erst geführt werden, wenn wieder das Niveau der ausgeglichenen Grundstimmung erreicht ist.

7.3 Organisatorische Rahmenbedingungen

Damit aber diese Präventionsansätze effektiv betrieben werden können, bedarf es ganz bestimmter Rahmenbedingungen. Es scheint der Irrglaube weit verbreitet, es stelle eine hinreichende Problemlösung dar, Pflegende ein bisschen im Umgang mit schwierigen oder aggressiven Patienten zu trainieren. Colton (2004) stellt diesbezüglich in einer Checkliste treffende Fragen an eine Organisation. Die Liste wurde mit dem Ziel entwickelt, Zwangsmaßnahmen in psychiatrischen Einrichtungen zu reduzieren. Experten sind sich aber einig, dass sie zur Prüfung eines jeden anderen Betriebs tauglich ist (Walter et al., 2012b). Forschungsergebnisse bestätigen diesen Ansatz. Demnach beeinflusst das Management und die Leitungsstruktur wesentlich die Umgangsweise mit dem Thema im jeweiligen Team (National Institute for Health and Care Excellence [NICE], 2015; Paterson et al., 2005; Unfallkassen, 2010).

Eine persönliche *Kenntnisnahme der Checkliste* kann sehr empfohlen werden. Sie ist im Internet leicht zugänglich und kann kostenlos heruntergeladen werden: http://gesundheitsdienstportal.de/risiko-uebergriff/infoplus/Dave_Colton_Zwangreduktion.pdf. Außerdem ist sie im Anhang des Buches „Aggression und Aggressionsmanagement“ (Walter et al., 2012e, 591ff.) abgedruckt.

7.4 Hilfreiche Reaktionen auf aggressive Patienten oder Bewohnende

In den Erläuterungen zum situationsspezifischen interaktionistischen Ansatz (*Kap. 6.6*) hieß es, dass der Ansatz darauf hinlenkt, den Schlüsselreiz zu identifizieren und somit die Ursache zu beseitigen. Daran soll hier angeknüpft werden, denn die Frage ist ja noch offen, wie deeskalierende Handlung gelingen könnte. Zwei Beispielfälle finden sich in den folgenden Kästen (Fall A s. *Kap. 6.6*)

Gängige Reaktionsmuster seitens des Personals in Fall B und in ähnlichen Fällen können oft Folgendes zu Gehör bringen: „Was glauben Sie denn, wo Sie sind? Sie können sich doch hier nicht so aufführen. Es ist verboten,... Wenn Sie sich nicht anständig benehmen, werden Sie der Station verwiesen“.

Als Reaktion kann in Fall C und ähnlichen Situationen häufig gehört werden: „Das dürfen Sie nicht“, „Das hat der Arzt aber angeordnet“, „Wenn ..., dann müssen wir Sie fixieren“, „Wenn Sie nicht kooperieren, dann ...“. Lässt man in Fortbildungen Pflegepersonen berichten, mit welchen Reaktionen im Kollegenkreis sie rechnen würden, mutmaßen viele, dass auch Informationen um die Bedeutung der Infusion gegeben werden. Auf die Frage: „Und wer von Ihnen glaubt, es geht dem Herrn wirklich um die Infusion?“ meldete sich in der Regel niemand. Es ist zu klar, dass es sich um einen Menschen handelt, der an seiner Situation verzweifelt. Dies wäre dann ein abrundendes Beispiel dafür, dass es auch Reaktionen gibt, die aggressiv aussehen, vermutlich zu Recht als aggressiv tituliert werden, aber dann in dieser vordergründigen Betrachtung hängen bleiben, hilfsbedürftige Menschen für ihr Verhalten verurteilt werden und isoliert und alleingelassen werden.

Bedenkt man das Kommunikationsaxiom, demzufolge man „nicht nicht kommunizieren“ kann (Watzlawick et al., 1985) bzw. man „nicht nicht reagieren“ kann, mag sich mit besonderer Dringlichkeit die Frage stellen, was denn nun eine angemessene Reaktion sei.

Für die beiden unterschiedlichen Fälle wäre eine Reaktion wie diese erste Frage denkbar: „Was ist passiert?“ oder: „Erzählen Sie mir doch bitte, ich höre zu ...“. Einleitend kann empfohlen werden, neutral zu beschreiben, was man gerade gehört oder gesehen hat: „Ich höre, dass Sie sehr laut mit uns sprechen und dann denke ich, dass etwas passiert sein muss.“ Der Situation wird somit ein anderer Drall gegeben – sofern diese Art von Intervention auf einer geeigneten Einstellung zum Klienten auf-

Fall B

Auf einer Aufnahmestation ereignet sich folgendes Szenario: Eine etwa 70-jährige Frau schreit das Personal an und zetert, man solle ihren eingelieferten Mann – in ihren Augen dem Tode nahe – in Ruhe lassen, ihn in Ruhe sterben lassen und sie lehne jede intensivmedizinische Behandlung ab. Ihre Rede begleitet sie mit Diskreditierungen heilberuflichen Handelns wie „Räuberbande“, „Metzger“ und Ähnlichem.

Fall C

Beim Betreten eines Krankenzimmers wird die Pflegekraft angeschrien, und zwar von einem etwa 55-jährigen, schwer kranken Patienten. Mit Blick auf seine Infusionen und Schläuche brüllt er: „So ein Scheißdreck, ich reiß mir jetzt dann das ganze Zeug hier raus!“

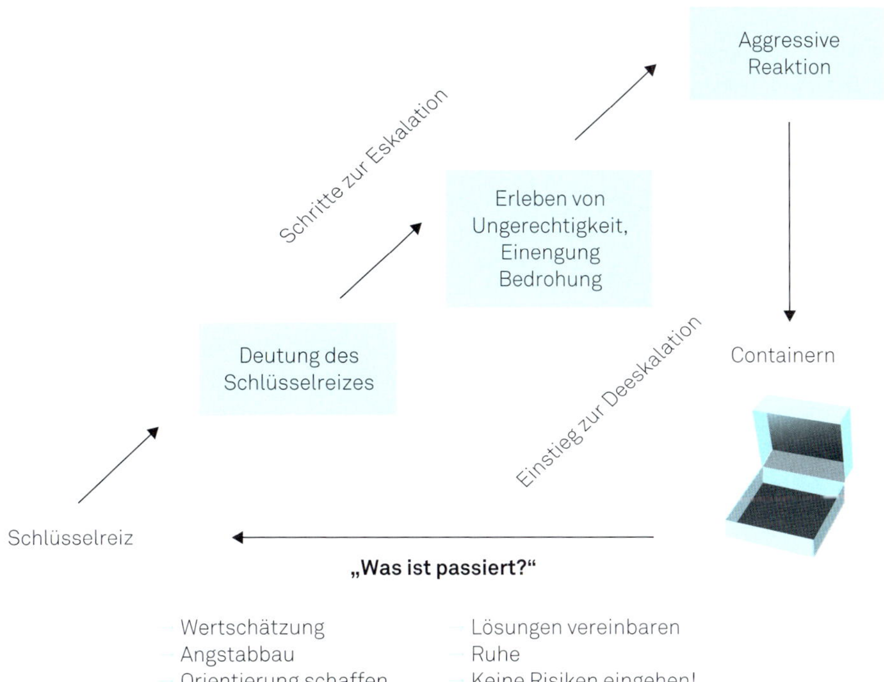

Abbildung 7-2: Der Verlauf von Eskalation und Deeskalation – Kennenlernen des Schlüsselreizes (Quelle: eigene Darstellung)

bauen kann. Unsere Einstellung prägt unser Handeln, stellte Ajzen (2005) fest. Es sei deshalb zur Überlegung gegeben: Sehe ich in solchen Klienten böse Menschen oder empfinde ich sie als Nächste, die sich in solch großer Not, Angst oder Bedrängnis befinden, dass ihnen vielleicht aus diesem Grunde ein Zugriff auf angemessenes Verhaltensrepertoire nicht mehr möglich ist? Eine zweite Überlegung hilft zusätzlich: Halte ich jemanden lautstark Schimpfenden für eine Person, die mächtig ist oder erkenne ich darin jemanden, der die Fähigkeit, eine Situation souverän zu steuern, verloren hat und eigentlich Hilfe benötigt, um aus einer schieflaufenden Situation wieder herauszufinden? Es geht also darum, die Botschaft zu entschlüsseln.

Dabei ist weniger von Bedeutung, ob das Not- oder Angsterleben dieses Menschen tatsächlich berechtigt ist oder nicht. Entscheidend ist, dass er diese Not im Augenblick erlebt.

Betrachtet man die Situation in Fall A (*Kap. 6.6*) mit dem Architekten und der Gegenwehr gegen eine vermeintliche Schere aus interaktionistischer, situationsbezogener Perspektive (Breakwell, 1998; Tedeschi et al., 1994; Whittington et al., 2006), sieht diese eher so aus (*Abb. 7-2*): Die sichtbaren Metallteile der Klemme waren ein

Schlüsselreiz. Obgleich eigentlich ungefährlich, waren diese Auslöser für alles Weitere. Auf diesen Schlüsselreiz folgte die Deutung als Schere. Mit der Deutung stellte sich das entsprechende Gefühl ein, zum Beispiel eine Bedrohung der eigenen Integrität, erlebte Missachtung oder Geringschätzung, Ungerechtigkeit oder sogar (Lebens-) Gefahr. Bei entsprechender Übung, Gelassenheit und intellektueller Leistungskraft können viele Menschen diese Situation verbal-kommunikativ verhandeln und bewältigen. Aber sogar gelernte Konfliktlöser können in Stress und Angst den Zugriff auf diese Fähigkeiten verlieren. Auch Herr Speyer hatte im Augenblick nur Zugriff auf eine körperliche Mitteilungsweise. Es geht also in solchen Situationen darum, nicht nur „auf", sondern auch „hinter" das Verhalten des Aggressors zu schauen.

Sofern bei aggressivem Auftreten nicht aus Sicherheitsgründen ein energischer Stopp gefordert werden muss, empfiehlt es sich, das „ungehörige" Verhalten und/ oder die Schimpfworte des Klienten für den Augenblick in ein „gedachtes Kistchen" zu legen, das heißt es nicht zum Gegenstand der weiteren Kommunikation zu machen, sondern es zunächst zu „containern", nämlich in ein imaginäres Behältnis zu legen. Zu einem späteren Zeitpunkt, wenn der Klient nicht mehr im Stress ist und wieder klar denken kann, wird der Inhalt des „Kästchens" seine Berücksichtigung finden (s. *Kap. 7.2*, tertiäre Prävention). Denn würde man an dieser Stelle ein Wortgefecht über angemessene oder unangemessene Ausdrücke beginnen, käme man nicht mehr zum Deeskalieren. Stattdessen sollte das aggressive Verhalten als ein Mitteilungsversuch erkannt werden. Ziemlich sicher wird es sich in solchen Fällen um ein Mitteilen von Belastung, wie Unverstanden-Sein, Schmerz, erlebte Missachtung, Angst oder Verzweiflung, handeln. Aber genauer wissen wir es noch nicht, denn die Mitteilung ist stark verschlüsselt und ggf. noch mit Schimpfwörtern gespickt.

Im nächsten Schritt muss also herausgefunden werden, um was es eigentlich geht. Hier sollte man nicht immer auf seine Intuition achten. Es hat sich gezeigt, dass in solchen Situationen hilfreiche (!) Handlungsmuster in hohem Maße kontraintuitiver Art sind. Viele Mitarbeitende beschreiben, dass sie in solchen Situationen automatisch (also „intuitiv") in Verteidigungshaltung gehen. Als hilfreich hat sich jedoch eine suchende und sorgende Grundhaltung, kombiniert mit einer systematischen Zugangsweise herausgestellt (s. Kasten).

Dieses Vorgehen mit der zentralen „Was ist passiert"-Frage oder ähnlichen Erzählaufforderungen verdient eine genauere Betrachtung: In ihm sind nämlich sechs deeskalierende Metakriterien hinterlegt, wie sie von Nau et al. (2009b) und Mavandadi et al. (2016) für den deutschen und englischen Sprachraum in einer psychometrischen Untersuchung zur Entwicklung der *Deescalating Behaviour Scale* (DABS), einer Messskala für deeskalierendes Verhalten, herausgearbeitet worden sind:

- Wertschätzung
- Klären

- Angstabbau
- Orientieren
- Lösungen vereinbaren
- Ruhe.

Wer so auf jemanden zugeht, signalisiert, dass der andere ihm wichtig ist. Er möchte klären und diese Klärung führt zur Reduktion unbegründeter Ängste, schafft Orientierung und schaut nach Lösungen (*Abb. 7-3*; s. a. Kasten).

Beispiel einer verbalen deeskalierenden Intervention

1. Zunächst muss Kontakt hergestellt werden („Hallo Herr Meier ...").
2. Der Kontakt muss ausgebaut und gefestigt werden, indem man zu verstehen bringt, dass uns unser Gegenüber wichtig ist und man offen ist für seine Belange.
3. Man spiegelt seinem Gegenüber dessen Verhalten und die vermutliche Verfassung, das heißt, man benennt, ohne zu bewerten, was man sieht bzw. gesehen hat („Ich sehe, Sie laufen auf und ab, schlagen ab und zu mit der Hand gegen die Wand ..."), gefolgt von dem Eindruck, den man von der emotionalen Verfassung seines Gegenübers hat, formuliert als Ich-Botschaft/Angebot und nicht als Feststellung („Ich habe den Eindruck, dass Sie vielleicht enttäuscht sind ..."). In der Praxis hat sich bewährt, zunächst eher allgemeine, unspezifische Emotionsverfassungen („aufgeregt", „besorgt") als sehr spezifische („verärgert", „ängstlich") – im Sinne von „besser grob richtig als genau daneben" – anzubieten, um die Wahrscheinlichkeit des Sich-verstanden-Fühlens beim Gegenüber möglichst groß zu halten.
4. Nun, da man deutlich gemacht hat, dass einem das Gegenüber wichtig ist (man nimmt es wahr, macht sich Gedanken), empfiehlt es sich, nach dem Ablauf des Geschehens zu fragen („Was ist denn passiert? Erzählen Sie mir! Wie kommt es, dass Sie hier und jetzt so aufgeregt wirken?").
5. Hier gilt es nun, durch klärendes Nachfragen herauszufinden, was genau diese Person gerade bewegt und wie gemeinsam Lösungsmöglichkeiten gefunden werden können oder wie man helfen kann, dass die Person ihre Lösung finden kann („Was brauchen Sie?").
6. In diesem Rahmen können auch orientierende Informationen zum Kontext gegeben werden. Es geht also darum, jemanden wieder darin zu stärken, sich in den Bereichen sozialer, physischer und emotionaler Herausforderungen selbst zu managen.

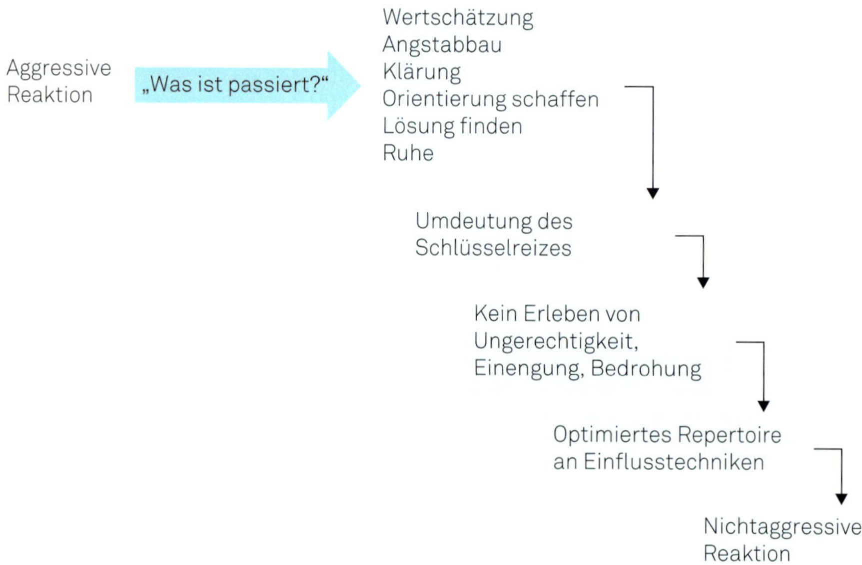

Abbildung 7-3: Schritte der Deeskalation (Quelle: Buijssen, 1997; S. 406)

Beispiel – Auflösung von Fall C

Im oben genannten Beispiel ist von dem Herrn mit der Infusion die Rede. Nennen wir ihn Herrn Speyer. Mit Beschimpfung drohte er damit, (sich) Schaden zuzufügen. Wichtig ist es, dass jetzt in Ruhe reagiert wird: „Herr Speyer (Kontaktaufnahme), Sie haben gerade die Infusionsschläuche angeschaut und gerufen, dass Sie diese rausreißen wollen. Ich habe den Eindruck, Sie sind sehr aufgeregt (Spiegelung). Ich lege jetzt erst einmal meine Dinge zur Seite (Wertschätzung). Was ist denn geschehen, dass Sie gerade so aufgeregt sind?" (Einstieg zur Klärung). Herr Speyer kann dann entweder seine Sicht und sein Anliegen schildern oder er wird nachdenken, was eigentlich los ist. Beides stellt einen Einstieg in die Deeskalation dar, denn sobald man im Kontakt und Dialog ist, wird die Eskalationskurve nicht weiter steigen, sondern mehr oder weniger abfallen.

Als Mitarbeiter begleitet man sein Gegenüber dabei, herauszufinden, was eigentlich los ist, und Lösungen zu suchen. Das Wiedergeben (Paraphrasieren) und Zusammenfassen der wichtigsten Punkte vermitteln Wertschätzung, helfen bei der Orientierung und tragen damit zum Angstabbau bei.

Herr Speyer berichtet dann vielleicht, wie ihn die Angst wegen seiner Krankheit umtreibt, dass er die Therapie eigentlich versteht und will, dass ihn aber trotzdem manchmal seine psychische Kraft verlässt und anderes. Gemeinsam kann dann vielleicht herausgearbeitet werden, dass er Sicherheit und Zuversicht braucht und wie man ihn dabei unterstützen kann, sie zu erreichen. Die Frage: „Was würde Ihnen jetzt am besten helfen?“ leitet über zum nächsten gedanklichen Schritt (Lösungen vereinbaren). Es ist immer wieder erstaunlich, welche kreativen und manchmal auch unkonventionellen, aber passenden Lösungen entwickelt werden können, wenn man sich auf den Weg macht, sie zu finden (Walter et al., 2012d).

Ein siebtes Kriterium darf auf keinen Fall vergessen werden: Es sollte kein Risiko eingegangen werden. Das heißt, man achtet auf genügend körperliche Distanz und in gravierenden Fällen auf das Vorhandensein von Ausweich- und Fluchtwegen. In diesem Fall hilft es, auf sein Bauchgefühl zu achten. Dort spiegelt sich die gesamte Lebens- und Berufserfahrung mit Menschen wider. Wenn ich mich in der Nähe eines angespannt wirkenden Klienten nicht wohlfühle, nehme ich dieses Gefühl ernst und sorge für mehr Distanz. Das sollte auch im Team kommuniziert werden.

Freilich kann es nicht darum gehen, den Patienten ohne Rücksicht auf sonstige Klienten, Faktoren, Vorgaben oder Umstände alle Wünsche zu erfüllen. Aber sich zu kümmern, ebnet viel. Zeit spart Zeit! Es ist immer wieder erstaunlich, welche kreativen Lösungen gefunden werden können, wenn man sich gemeinsam auf den Weg macht. Manche meinen, präventive Rahmenbedingungen zu schaffen, würde zu viel Zeit benötigen. Diese Kritiker mögen die kompletten Personalarbeitsstunden zusammenrechnen, die anfallen, um eine eskalierte Situation zu managen und nachzubearbeiten.

7.5 Befreiungstechniken

Verbale Deeskalation erfordert die anerkannten Kommunikationsaxiome als Basis: Empathie, Echtheit und Wertschätzung (Tausch et al., 1981). Gleichzeitig ist es wichtig, sich seiner Körpersprache bewusst zu sein und zum Beispiel die Hände immer sichtbar zu halten, damit erst gar keine Fantasien entstehen können, dass sich dort bedrohliche Dinge (z. B. Handschellen, Messer) befinden könnten. Für den Fall der körperlichen Involvierung in das Aggressionsereignis wurden Befreiungstechniken entwickelt, die sich dadurch auszeichnen, dass sie kaum Kraft brauchen, kaum Übung voraussetzen, hocheffektiv sind, keine Schmerzreize setzen und somit eher Verblüffung auslösen als die Situation erschwerende Racheimpulse erzeugen (*Abb. 7-4* und 7-5).

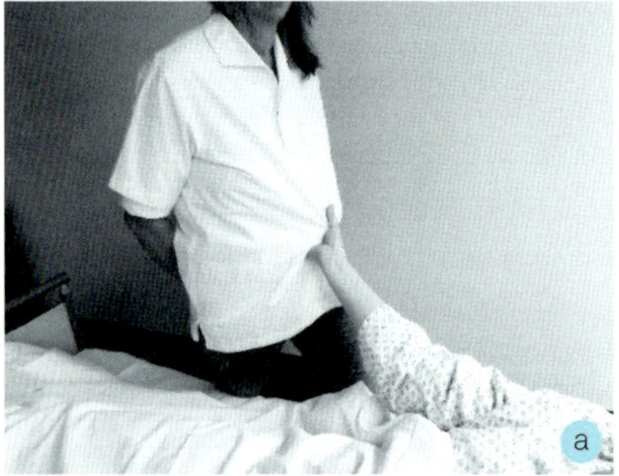

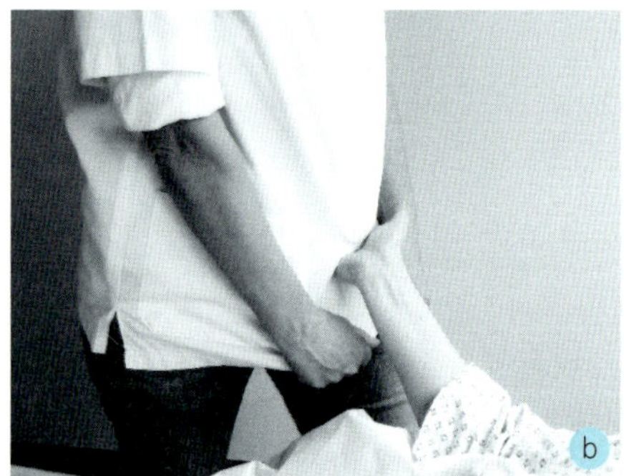

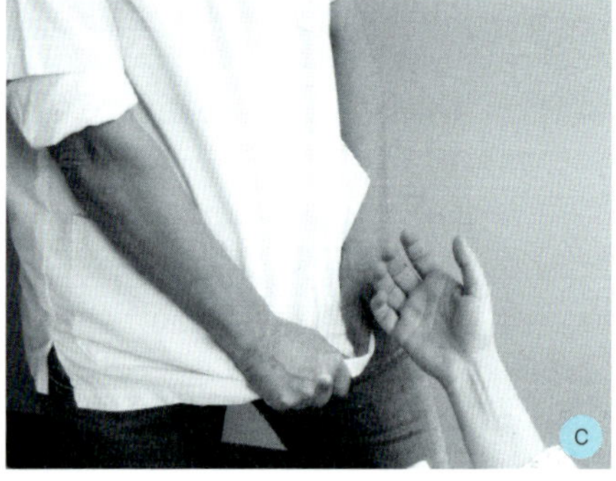

Abbildung 7-4: Bei horizontalem Festhalten des Kittels (**a**) nicht dem ersten Impuls folgen und an der Hand reißen. Stattdessen den Kittel nach unten straffen (**b**). Der Stoff entgleitet sodann dem Griff (**c**). (Quelle: eigene Darstellung)

Die Abbildungen und Beschreibungen sind Beispiele dafür, wie Techniken zum Selbstschutz eingesetzt werden könnten. Solche Techniken sollten nie angewendet werden, ohne sie zuvor in Schulungen unter Anleitung angemessen (sicher und wirksam) eingeübt zu haben. Mitarbeiterschulungen (Deeskalation *und* Selbstschutz) können über Trainingsanbieter durchgeführt oder es können eigene Multiplikatoren ausgebildet werden. Informationen zu beidem und ggf. praktische oder finanzielle Unterstützung sind über die zuständigen Unfallkassen in Erfahrung zu bringen.

Direkt im Anschluss an eine Situation sollten auf jeden Fall Möglichkeiten für eine Nachbesprechung geschaffen und dabei die Notwendigkeit und Umsetzung einer Nachbetreuung besprochen werden.

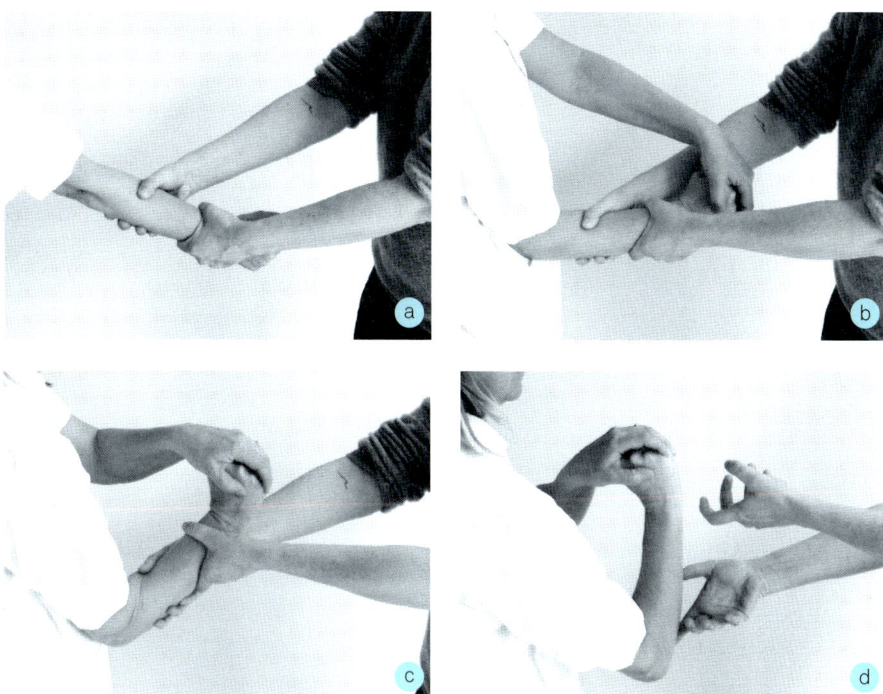

Abbildung 7-5: Nicht dem ersten Impuls folgen und an dem Griff zerren (**a**). Die Daumen sind die schwächste Stelle in einem Festhaltegriff. Deshalb erfolgt die Befreiungsbewegung bei fest am Oberkörper angelegtem eigenem Oberarm (wie beim Tragen einer Getränkekiste) über den Drehpunkt Ellenbogen in Richtung der festhaltenden Daumen (**b**). In dem gezeigten Fall wird folglich eine Bewegung nach oben eingeleitet. Der linke Arm unterstützt diese Aufwärtsbewegung (**b** und **c**). Die angegriffene Person erlangt Freiheit und kann aus sicherem Abstand handeln (**d**). (Quelle: eigene Darstellung)

8 Hilfen für Betroffene

8.1 Nachbetreuung und Nachbesprechung

Urteilen Sie selbst, inwiefern folgende Reaktionen von Kollegen eine wünschenswerte Reaktion darstellen: „Stell' dich nicht so an", „Kannst du nicht besser aufpassen, du blutest ja alles voll", „Selbst schuld, was hältst du dem auch noch deine Backe [Nase/Kopf] hin", „Das weiß man doch, dass der aggressiv ist", „Konntest du nicht besser aufpassen", „Sag das bloß nicht dem ... [irgendeine vorgesetzte Person]", „Wenn das rauskommt, dann ...", „Jetzt spiel mal nicht die Memme" usw.

Leider sind diese Zitate keine Fiktion, sondern stammen aus Erzählungen pflegender Kolleginnen und Kollegen. Diese Aussagen moralisieren, machen Betroffene klein und schreiben ihnen Mitschuld zu. Außerdem tragen solche Aussagen dazu bei, zu tabuisieren und unter den Teppich zu kehren. Zusammenfassend haben solche Reaktionen gleich zwei schwerwiegende negative Auswirkungen:

- Die betroffene Person erhält keine Hilfe für die Bewältigung des Erlebten (*Nachbetreuung*).
- Es unterbleibt die gemeinsame Reflexion, wie ein weiteres, gleich geartetes Ereignis verhindert werden kann und was dazu die künftige gemeinsame Taktik/Vorgehensweise sein wird (*Nachbesprechung*).

Für die Nachbetreuung und Nachbesprechung im beruflichen Umfeld ist in erster Linie das Arbeitsteam zuständig, mit folgenden Zielen und Hauptkriterien:

- Für das Gefühl physischer Sicherheit sorgen.
- Für psychisches Wohlbefinden Sorge tragen.
- Die Fürsorge am Bedarf der betroffenen Kollegin/des betroffenen Kollegen ausrichten.
- Betroffene sollten nicht als passiv Empfangende verstanden werden, sondern selbst bestimmen dürfen, welche Hilfsangebote sie wahrnehmen.

Viele Betroffene nehmen nicht wahr, dass sie Hilfe benötigen oder haben Furcht vor Stigmatisierung. Damit mögliche Folgen des Erlebten aufgefangen werden, ist daher ein Selbstverständnis in der Einrichtung erforderlich, dass von Gewaltereignissen betroffenen Mitarbeitenden automatisch eine Nachsorge zukommen muss. Auf diese Weise umgeht man eine mögliche Stigmatisierung – es ist ja ein verpflichtendes Angebot für alle – und erspart es Betroffenen, nach Unterstützung fragen zu müssen. Sehr gute Erfahrungen gibt es damit, dass die Nachsorge einem extra zu diesem Zweck eingerichteten Nachsorgeteam übertragen oder mit Unterstützung der Führungskräfte aus dem Team heraus geleistet wird. In jedem Fall ist die unmittelbare Führungskraft dafür zuständig, dass der Nachsorgeprozess läuft und dass darüber informiert wird, wann er abgeschlossen ist bzw. dass ggf. weitere Hilfen notwendig werden. Die unmittelbare Begleitung sollte immer durch Peers, also Kollegen auf gleicher hierarchischer Ebene, erfolgen.

Wichtige Grundsätze der Nachbetreuung

- Rasche Bearbeitung des Traumas
- Zeit geben für einen langsamen Genesungsprozess
- Wechsel zwischen Konfrontation/Ruhe und Ablenkung/Aktivität
- Gesprächsangebote durch Peers und Angehörige/Freunde
- Wenn Symptome anhalten, professionelle Hilfe in Anspruch nehmen.

Wichtige Aspekte, die Betroffenen vermittelt werden sollten

- Betäubungsgefühle sind normal
- Aktivität ist hilfreich, Überaktivität nicht
- Konfrontation mit der Realität ist wichtig und hilfreich
- Über den Vorfall nachdenken, reden und davon träumen sind wichtig zum Überwinden der Krise
- Praktische und emotionale Unterstützung von anderen sind wichtig. Nicht zu schnell abweisen
- Auf Privatsphäre und Ruhe achten, alleine sein oder im Kreis der Familie oder naher Freunde.

Verhaltensempfehlungen für das Umfeld (Angehörige, Kollegen, bei Patient die Mitarbeitenden), die ggf. vermittelt werden müssen:

- Kontakt halten/aufrechterhalten (trotz eventueller Abweisung)
- Die betroffene Person viel zu Wort kommen lassen, selbst nicht viel reden, Da-Sein ist wichtig
- Nicht über die Zukunft reden, sondern mehr über Gegenwart und Vergangenheit.

- Regelmäßig das Gesagte zusammenfassen
- Vorsicht mit Scherzen
- Sich möglichst normal verhalten
- Die betroffene Person möglichst viel an früheren gemeinsamen Aktivitäten beteiligen
- „Ratschläge“ und Klischees vermeiden.

(Nach Buijssen, 1997, S. 12; National Institute for Health and Care Excellence [NICE], 2015)

Das Arbeitsteam hat keine therapeutische Funktion im engeren Sinne. Wenn seine Unterstützungsleistung nicht ausreicht, kann es ggf. behilflich sein, professionelle therapeutische Angebote zu vermitteln (z. B. probatorische Sitzungen mit einem Psychotherapeuten mit Trauma-Qualifikation).

Ziele der Nachbesprechung:

- Klären des Sachverhalts auf der Sachebene (Was ist geschehen?)
- Ermöglichen einer Dokumentation mit Informationswert (statt: „Herr Speyer war aggressiv“ sollte sachlich beschrieben werden, was beobachtbar geschehen ist)
- Senden eines deutlichen Signals, dass das Ereignis zwar einen Repräsentanten des Teams getroffen hat, aber alle angeht
- Lernen, um eine Wiederholung eher vermeiden zu können
- Entwickeln einer gemeinsamen Strategie für den weiteren Umgang mit der Klientin/dem Klienten
- keine Schuldsuche und keine Zweittraumatisierung.

Eine Nachbesprechung kann nicht stattfinden, wenn (insgeheim?) die Frage nach dem Schuldigen gestellt wird. Trotz massiver Unterschiede der Situationen sollte man sich hier eher an einer japanischen Kampfsportphilosophie orientieren: In der Philosophie des Aikido hat man als Angegriffener keinen Fehler gemacht – nur der Angreifer hat einen Fehler begangen, weil er angreift. Aber man sollte sich überlegen, was man aus dem Erlebten lernen kann, um seine Chancen für ein gutes Überstehen der Situation für das nächste Mal zu erhöhen.

Aber auch die vormals aggressiven Patienten benötigen ein Nachgespräch, das an ihre Auffassungsgabe angepasst ist. Leider ist zu beobachten, dass dies in vielen Fällen unterbleibt. Sobald die Patienten sich wieder auf der Normalebene (s. Abb. 7-1) befinden, benötigen sie Signale und Orientierung. Eine gemeinsame Ebene muss wiedergefunden werden – auch mit Blick auf das Personal, das diese

Zimmer auch weiterhin betreten und Kontakt aufnehmen wird. Das National Institute for Health and Care Excellence (NICE) fordert, dass es eine Besprechung geben muss, in der die Betroffenen des Teams und der Patient zusammenkommen, mit dem Ansinnen, für das Weitere einen gemeinsamen Weg zu finden (2015). Im Sinne einer tertiären Prävention müssen für künftige, ähnlich gelagerte Situationen Möglichkeiten, aber auch Grenzen aufgezeigt und ggf. Alternativen entwickelt werden. Es ist hilfreich, Patienten Verständnis hinsichtlich ihres Erlebens zu zeigen. Gleichzeitig ist deutlich zu machen, dass dieses Verständnis nicht mit einer Akzeptanz ihres Verhaltens verwechselt werden darf. Im Falle von Beschimpfungen ist jetzt der richtige Zeitpunkt den „Container“ (s. Abb. 7-2) zu bearbeiten und deutlich zu machen, welche Reaktionen – im Gegensatz zu Schimpfworten – künftig wünschenswert sind.

8.2 Was von Deeskalationstrainings (nicht) erwartet werden kann

Eine Person, die mit Menschen in Krisensituationen zu tun hat, sollte zu deeskalierendem Verhalten in der Lage sein. Ob sie es im konkreten Einzelfall schafft, ist eine andere Frage. Gerade die Ansicht, man könne deeskalierendes Verhalten problemlos meistern, wird vielleicht zur Stolperfalle, da man in der Konsequenz zu unaufmerksam agiert (Nau et al., 2011; Nau et al., 2009a). Angespannte Situationen und deren Eskalation werfen ungeschulte Personen auf persönliche Reaktionsmuster zurück, die im Laufe des Lebens erworben wurden, manchmal zweifelhaft sind und nicht grundsätzlich Erfolg verheißen. Vor allem Personal sollte über deeskalierende Grundkompetenzen verfügen und über Fortbildungsmaßnahmen immer wieder auffrischen. Bei der Buchung einer Fortbildungsmaßnahme sollte jedoch geprüft werden, ob das Angebot wirklich zur Problemlage im Setting passt. So ist zum Beispiel eine Lehre von Verteidigungstechniken aus dem Kampfsport oder Polizeibereich ohne Einbindung in die Entwicklung einer wertschätzenden Grundhaltung gegenüber den Klienten in einem therapeutischen Setting und bei reaktiver Aggression eher schädlich. Trotzdem sollte natürlich an Polizei gedacht werden, wenn ernste Gefahrensituationen behandelt werden müssen. Auch die *Science Community* der Aggressionsforschung im Gesundheitswesen musste ihre Einsichten erst entwickeln. Betrachtet man die Schwerpunktsetzungen der vergangenen Jahre in internationalen Veröffentlichungen, so zeigt sich, dass zunächst vor allem die Selbstverteidigung des Personals im Blick war. Dies wurde schon bald ergänzt durch eine klare Absage an Polizeitechniken, die mit Schmerz und psychischem Druck arbeiteten. Anschließend lag der Fokus auf der Verbesserung von Körpertechniken, die ohne Schmerzreiz und mit deutlichen Signalen von Wertschätzung arbeiten und möglichst einfach funktionieren. Es folgte erst allmählich eine wissenschaftliche Durchdringung, etwa durch Untersuchungen zu zeitlichen und lokalen Häufungen der Ereignisse. Vorreiter waren dabei häufig psychiatrische Einrichtungen, die als erste Schulungen und Fortbildungen anboten. Erst später kamen Notaufnahmen, Pflegeheime und Normalstationen in den Blick (Oud, 2015). Relativ spät entwickelte sich die Einsicht, dass die Perspektive des Patienten („*service user*") einbezogen werden muss (Duxbury et al., 2005; National Institute for Health and Care Excellence [NICE], 2015). In logischer Konsequenz bedarf es als Grundlage eines umfassenden Ansatzes in einem Team der Entwicklung von Einstellungen, Teamgeist und Verhaltensweisen, die ggf. rigide (überlieferte) Maßnahmen und Verhaltenserwartungen an Patienten hinterfragen (Bowers, 2014).

Als Ziel einer Schulungsmaßnahme wird heute angestrebt, dass Schulungsabsolventen sich Kompetenzen aneignen, die sie dazu befähigen, mit neuen, noch unbekannten Situationen umzugehen, dies auch organisatorisch zu ermöglichen und den Klienten wertschätzend begegnen bzw. diese in aggressiven Situationen wertschätzend wahrnehmen zu können. Insgesamt sollte nach Zarola und Leather (2006) der Inhalt einer Qualifizierung in Bezug auf Aggressionsmanagement ...

- ... eher breiter und nicht nur auf die Befähigung eines Einzelnen ausgerichtet sein.
- ... mit dem von Teilnehmenden empfundenen Bedarf eng verbunden sein.
- ... deutlich aufzeigen, dass eine proaktive organisatorische Gesamtreaktion auf Aggression und Gewalt am Arbeitsplatz nötig ist.

Als Schlüsselprinzipien fordert der National Health Service (National Institute for Health and Care Excellence [NICE], 2015; NHS Securitiy Management Services, 2005) unter anderem:

- Entwickeln einer Wertebasis
- Vermitteln von Strategien der primären, sekundären und tertiären Prävention
- keine Unterweisung in Praktiken der Unterdrückung
- Berücksichtigen der Patientensicht
- Identifizieren und Optimieren der verfügbaren Unterstützung, die das Personal vor und nach Aggressionsereignissen erhält.

Inzwischen hat sich ein Markt von Schulungsanbietern entwickelt, deren Aufwand natürlich über Honorare refinanziert werden muss. Dies führt für manche Einrichtungen zur Erhöhung der Hemmschwelle, obgleich ein nachweislicher Vorteil für alle Beteiligten damit verbunden ist und die Unfallkassen Zuschüsse ermöglichen. Es gibt aber auch frei zugängliche Reflexions- und Schulungsmaterialen, die einen niederschwelligen ersten Zugang eröffnen. Umfangreiche Informationen werden seit Jahren von den Unfallkassen auf einer speziell produzierten DVD angeboten, die inzwischen inklusive zahlreicher Ressourcen (Filme, Interviews, Anbieterlisten, pdf-Dateien u.v.a.m.) auch direkt online einsehbar und noch viel zu wenig bekannt ist: http://gesundheitsdienstportal.de/risiko-uebergriff/start/index.htm.

Eine kostenlose, wissenschaftlich gestützte Online-Initiative mit ausgeprägtem Präventionscharakter ist die für Deutschland am Lehrstuhl Psychiatrische Pflege der Fachhochschule der Diakonie Bielefeld angesiedelte Safewards-Initiative (http://www.safewards.net/de/). Sie wurde eigentlich mit Blick auf Psychiatrie-Settings entwickelt, hat aber auch Relevanz für andere Settings. Anhand des Modells wird angeleitet, wie Pflegepersonen die Häufigkeit von Konflikten und Eindämmungsversuchen auf ihrer Station auf jeder Ebene beeinflussen können: zum Beispiel durch Abfedern oder Aufheben von Ursprungsfaktoren, durch Verhindern daraus resultierender Krisenherde und durch Unterbrechung der Verbindung zwischen Krisenherd und Konflikt.

8.3 Hilfen durch den Arbeitgeber für einen sicheren Arbeitsplatz

Dieser Abschnitt beginnt mit einem Problem und einer Ressource: Das Problem ist, aus der Sicht der Autoren, dass sich Arbeitgeber zu selten darüber im Klaren sind, dass sie nicht nur für die Sicherheit der Arbeitsplätze hinsichtlich sicherer Maschinen oder Elektrik, sondern auch für Sicherheitsrisiken durch andere Menschen zuständig sind. Die Ressource ist darin zu sehen, dass der Gesetzgeber bereits für alles gesorgt hat, somit also die Ansprüche, die eingefordert werden dürfen, klar definiert sind.

Die Fürsorgepflicht einer Einrichtung erwächst zum Beispiel in Deutschland aus dem Bürgerlichen Gesetzbuch (§ 618 BGB Pflicht zu Schutzmaßnahmen). Aus dem Arbeitsschutzgesetz (ArbSchG) resultiert die Pflicht des Arbeitgebers, Gefährdungen eines Arbeitsplatzes zu ermitteln und wirksame Schutzmaßnahmen zu ergreifen (§ 1 ArbSchG Zielsetzung und Anwendungsbereich, § 3 ArbSchG Grundpflichten des Arbeitgebers, § 4 ArbSchG Allgemeine Grundsätze).

Aus dem Arbeitssicherheitsgesetz (ArbSichG) erwächst die Verpflichtung des Arbeitgebers, sich durch fachkundige Personen, das heißt eine Betriebsärztin oder einen Betriebsarzt und eine Fachkraft für Arbeitssicherheit, beraten zu lassen. Betriebsmediziner beraten aus arbeitsmedizinischer Sicht und die Fachkraft für Arbeitssicherheit aus technischer Sicht. Außerdem muss gemäß dem Arbeitssicherheitsgesetz auch ein Gremium im Betrieb etabliert werden, in dem alle zusammentreffen müssen, die sich im Betrieb mit dem Arbeitsschutz beschäftigen: Arbeitgeber, Betriebsarzt, Fachkraft für Arbeitssicherheit, Sicherheitsbeauftragte und Vertreter des Personalrates bzw. der Mitarbeitervertretung.

Tatsächlich ist aber der Entwicklungsstand noch sehr unterschiedlich. David Leadbetter unterscheidet sechs Entwicklungsstufen einer Organisation:

1. Verleugnung
2. Ignorieren
3. Aufwachen
4. Durchbruch
5. Management
6. Integration (Paterson et al., 2005).

Während zum Beispiel in der niedrigsten Stufe eine Kultur der Schuldzuweisung anzutreffen ist und angegriffene Mitarbeitende als inkompetent bezeichnet werden, herrscht in der höchsten Stufe ein vorbeugender Ansatz auf allen Ebenen und die Führungsebene fühlt sich – ähnlich wie für den Brandschutz – voll verantwortlich dafür, Strukturen zu schaffen und für das Personal zu sorgen. Hilfen für eine solche Entwicklung werden von den Autoren an anderer Stelle eingehend beschrieben (Nau et al., 2012; Walter et al., 2012b).

Reflexionsaufgabe – Selbsteinschätzung Ihrer Sicherheitskultur

Beantworten Sie die folgenden Fragen mit „Ja" oder „Nein":

1. Tragen in Ihrer Einrichtung Vorgesetzte der Tatsache Rechnung, dass Mitarbeitende während ihrer Arbeit Gefahr laufen, Opfer eines gewaltsamen Übergriffs zu werden?
2. Ist Ihren Mitarbeitenden bekannt, wie sie vorgehen müssen, wenn sie denken, dass sie gleich mit einer Gewaltsituation konfrontiert werden?
3. Ist Ihren Mitarbeitenden bekannt, was sie tun müssen, wenn sie einen gewaltsamen Übergriff erlitten haben, bei dem sie jedoch nicht körperlich verletzt worden sind?
4. Wissen Sie, was Sie tun müssen, wenn Sie verbal oder körperlich angegriffen werden?
5. Wissen Ihre Mitarbeitenden, was sie tun müssen, wenn sie verbal oder körperlich angegriffen werden?
6. Können Sie sich darauf verlassen, dass Ihre Mitarbeitenden im Falle eines Angriffs das Meldeverfahren befolgen?
7. Liegt die Verantwortung für die Sicherheitspolitik bei Übergriffen in den Händen eigens dafür eingesetzter Personen (ähnlich dem Brandschutz)?

8. Glauben Sie, alle Mitglieder des Managements wissen um die aggressionsbedingten Gefahren, denen die Mitarbeitenden ausgesetzt sind?
9. Ist Ihren Mitarbeitenden bekannt, welche nachbetreuenden Aufgaben anstehen, um die Bewältigungsarbeit einer angegriffenen Kollegin zu unterstützen?
10. Sind die Vorgesetzten Ihres Hauses gewillt, die aggressionsbedingten Risiken zu berücksichtigen, mit denen die Mitarbeitenden konfrontiert sind?
11. Gibt es ein klar definiertes Meldeverfahren für aggressive Ereignisse?
12. Werden Sie über Konflikte zwischen einzelnen Mitarbeitenden ungenügend informiert?
13. Wenden viele Kolleginnen und Kollegen bestimmte Arbeitsmethoden an, mithilfe derer sie existierende Sicherheitsmaßnahmen (z. B. Brandschutz, Heben und Tragen, Hygiene) umgehen, um ihre Arbeit bewältigen zu können?
14. Sieht das Management über die Abweichungen von den vorgeschriebenen Sicherheitspraktiken hinweg, solange die Arbeit ausgeführt wird?
15. Betrachtet man das Können und die Fähigkeiten einiger Ihrer Kolleginnen und Kollegen als besser, als sie eigentlich sind oder zu sein bräuchten?
16. Richtet man sich nur oberflächlich nach Sicherheitsrichtlinien?
17. Ignoriert man den Rat externer Experten zu Sicherheitsfragen?
18. Übersieht man kleinere aggressionsgeladene Vorfälle?
19. Bietet man nur einem kleinen Teil des Personals Ausbildungskurse über Aggressions-/Deeskalationsmanagement an?
20. Erwarten Kolleginnen und Kollegen angegriffener Angestellter, dass diese mit den Auswirkungen alleine fertig werden?
21. Erwartet das Management von Angestellten, die angegriffen wurden, dass diese mit den Auswirkungen alleine fertigwerden?
22. Verhalten sich Vorgesetzte gegenüber Kritik oder Vorschlägen in Bezug auf ihre Rolle im Umgang mit Gewalt defensiv?

(Nach einer Idee von Breakwell (1997); Hinweise zur Auswertung finden Sie am Schluss des Kapitels.)

8.4 Schutz durch die gesetzliche Unfallversicherung

Träger gesetzlicher Unfallversicherungen sind im Bereich des öffentlichen Dienstes die Unfallkasse oder der Gemeindeunfallversicherungsverband sowie Berufsgenossenschaften für gewerbliche oder private/kirchliche Einrichtungen. Die Träger der gesetzlichen Unfallversicherungen erbringen umfassende Leistungen, falls Mitarbeitende wegen ihrer Berufsausübung zu Schaden gekommen sind. Dies betrifft selbstverständlich nicht nur die Heilung körperlicher Schäden, sondern auch die Wiederherstellung seelischer Gesundheit. In diesem Sinne sind – nach vorheriger Kostenzusage des Trägers – heilende und/oder wiederherstellende Maßnahmen bis hin zu einer psychotherapeutischen Betreuung abgedeckt.

Unbedingte Voraussetzung für den Anspruch einer Leistung ist allerdings eine profunde Dokumentation des Hergangs und des Schadens. Wird ein Arzt aufgesucht, wird dort die entsprechende ausführliche Dokumentation durchgeführt („Durchgangsarzt"). Wie in *Kapitel 4.2* angesprochen, sollte auch auf die Dokumentation psychischer Verletzungen geachtet werden. Für kleine Verletzungen wurde von den beruflichen Unfallversicherungen in Deutschland ein niederschwelliges Dokumentationsheft geschaffen, das sogenannte Verbandbuch (Bundesverband der Unfallkassen, 2002). Hier sind grundsätzlich Verletzungsereignisse einzutragen, selbst wenn sie den Anschein haben, folgenlos zu bleiben.

Im Falle doch eintretender Komplikationen bekommt die Dokumentation Belegcharakter. Dies ist in Anbetracht hoher Geldwerte im Versicherungsfall für die geschädigte Person nicht zu unterschätzen.

Die Dokumentation wird an dieser Stelle deshalb besonders betont, da aus Unkenntnis über die Folgen solcher Ereignisse und Möglichkeiten der Unterstützung und Absicherung häufig eine Dokumentationsscheu anzutreffen ist. So wird zum Beispiel das Komplikationsrisiko menschlicher Bisse und Kratzer oder das Risiko von psychischen Nachwirkungen im Allgemeinen unterschätzt.

8.5 Schutz durch die Gesetzgebung

Immer wieder taucht die Frage auf, ob und inwieweit sich das Personal gegen Patientenaggression wehren dürfe. Der nun folgenden Erläuterung sei ein zusammenfassender Satz vorangestellt: Selbstverständlich gelten die Menschenrechte auch für das Personal! Niemand muss sich quälen, schlagen oder gegen seinen Willen festhalten lassen! Daher sollen im Besonderen das Freiheitsrecht und das Recht auf körperliche Unversehrtheit betrachtet werden – bezogen auf *alle* möglichen Beteiligten (Patient, Pflegekraft, Angehörige, Laborassistent, Ärztin etc.) in einer Aggressionssituation.

Jede Art der Aggression (psychisch, physisch) stellt eine unmittelbare Bedrohung rechtlich geschützter Güter dar. Sowohl in Deutschland als auch in Österreich und der Schweiz gibt es ähnliche Rechtsauffassungen, die Angegriffenen erlauben, einen unrechtmäßigen Angriff im Rahmen der Notwehr in einer den Umständen angemessenen Weise abzuwehren. Eine erforderliche und angemessene Gegenreaktion ist also zulässig. Eine genauere Analyse und Darstellung für die jeweiligen Länder findet sich bei Walter et al. (2012e, S. 453–505). Als notwehrfähige Rechtsgüter gelten zum Beispiel das Leben, die körperliche Unversehrtheit, die Intimsphäre, die Freiheit sowie die allgemeine Bewegungsfreiheit, der Besitz, das Eigentum und die Ehre (Kienzle et al., 2006). So ist zum Beispiel für Deutschland geregelt, dass für Schäden die angreifende Patientin bzw. der angreifende Patient als Verursacherin bzw. Verursacher haftet. War die Tatperson schuldunfähig oder deliktsunfähig, haftet der Arbeitgeber. Unter Deliktsunfähigkeit ist zu verstehen, dass eine Person für eine unerlaubte Handlung (Delikt) nicht verantwortlich und somit auch nicht haftbar gemacht werden kann. Es ist übrigens verboten, dass Arbeitgeber von ihrem Personal verlangen, aggressive Akte an sich zu dulden, wie: „Stellen Sie sich nicht so an, der Herr XY ist halt so.“ Falls ein Vermögensschaden entsteht, zum Beispiel der Bruch einer Armbanduhr, können Ansprüche an den Verursacher geltend gemacht werden. War er deliktunfähig, so haben Arbeitgeber für einen wirtschaftlichen Ausgleich zu sorgen (Kienzle et al., 2006). Kommt im Rahmen eines Arbeitsunfalls ein Hilfsmittel (z. B. Brille oder Prothese) der Arbeitnehmenden zu Schaden, wird es durch die gesetzliche Unfallversicherung ersetzt. Die Erstattung erfolgt in der Höhe, die notwendig ist, um den Zustand wiederherzustellen, der bestünde, wenn der Unfall nicht eingetreten wäre (Boldt et al., 2007).

Wie deutlich wurde, gibt es heute viele Hilfen und Ressourcen, die schon jetzt genutzt werden können. Allerdings wurde vermutlich auch deutlich, wie vielschichtig und auf einzelne Ereignisse abgestimmt die Reaktionen sein müssen. Wie Cox und Cox schon 1993 (!) in einer WHO-Untersuchung vorgeschlagen haben, erfordert es einen ganzheitlichen institutionellen Ansatz für den Umgang mit psychosozialen Gefahren am Arbeitsplatz (Cox et al., 1993). Bisher ist viel Potenzial nicht ausgeschöpft. Es könnte daran liegen, dass viel mehr Kenntnis benötigt wird, als

Hinweise zur Auswertung der Reflexionsaufgabe

- Fragen 1 bis 11: Zählen Sie einen Punkt für jede Frage, die Sie mit „Ja“ beantwortet haben.
- Fragen 12 bis 22: Zählen Sie einen Punkt für jede Frage, wenn Ihre Antwort „Nein“ lautet.

Eine hohe Punktzahl zeigt eine hohe Sicherheitskultur an. Je niedriger die Punktzahl, desto stärker ist anzunehmen, dass sich das Unternehmen deutlich mehr mit Sicherheitskultur im Aggressions-und Deeskalationsmanagement beschäftigen sollte.

man auf den ersten Blick glaubt. Um alles Hilfreiche zu nutzen und synergetisch miteinander zu vernetzen, sollten im Gesundheits- und Sozialwesen nachhaltige Lösungen geschaffen werden. Dafür braucht es Personen, die sich hauptamtlich damit beschäftigen, um für ihre Einrichtung nachhaltige Lösungen zu entwickeln und Verbesserungen dauerhaft zu machen. Es bedarf eines kontinuierlichen Sicherheitsmanagements.

9 Zusammenfassung

Aggressionsereignisse sind im Gesundheits- und Sozialwesen ein verbreitetes Phänomen und bedürfen in professionellen wie häuslichen Settings der entsprechenden Beachtung. Im Unterschied zu proaktiver Aggression (z. B. einem geplanten Verbrechen) sind in diesen Settings in der Regel reaktive Reaktionen situationsprägend.

Prävention setzt an der Gestaltung stress- und angstfreier Räume und Beziehungen sowie an der Verhinderung und Deeskalation bzw. an der Bearbeitung des Auslösers an. Persönliche, im Laufe des Lebens erworbene Muster des Reagierens auf aggressive Menschen und deren Zielpersonen sind nicht immer wirklich problemlösend. Sie bedürfen einer persönlichen theoriegeleiteten Reflexion und einer organisatorisch verankerten Sicherheitsphilosophie. Pflegepersonal ist als Berufsgruppe, die am häufigsten und dichtesten in Patientenkontakt steht, einer der prädestinierten Stakeholder, um sich aktiv für eine Verbesserung der Situation von Patienten und Personal einzusetzen.

Patienten, Bewohnende und sonstige in Krisen- bzw. Pflegesituationen involvierte Personen können besonders leicht in existenziell als bedrohlich erlebte Stresssituationen geraten. Weitere beeinflussende Faktoren, wie ein postoperatives organisches Psychosyndrom, demenzielle Veränderungen, Medikamenten- oder Alkoholeinfluss, diagnostisch und therapeutisch bedingte Zwänge sowie weitere organisatorische und interaktionelle Ursachen sind besonders häufig in Settings des Gesundheits- und Sozialwesens anzutreffen. So ist es nicht verwunderlich, dass in diesen Einrichtungen relativ häufig aggressive Verhaltensweisen gezeigt werden.

Berufsausbildungen im Gesundheitswesen haben die Aufgabe, die Berufsanwärter so zu qualifizieren, dass die Aufgaben zum Wohle der Klienten akkurat und ohne Fremdgefährdung, aber auch ohne Gefährdung der eigenen Gesundheit und Sicherheit ausgeführt werden können. Kompetenzen in Aggressionsmanagement leisten hierzu einen wichtigen Beitrag und Curricula müssen entsprechend modernisiert werden.

Wesentliche Inhalte des Aggressionsmanagements sind die Schaffung oder ggf. Wiederherstellung von Sicherheitsgefühl und innerem Gleichgewicht bei allen Beteiligten. Grundsätzliche Umgebungsfaktoren sind dabei genauso in den Blick zu nehmen, wie an Eskalationsphasen orientierte Interventionen bis hin zur Nachsorge für Personal und Klienten.

Insgesamt steht viel Wissen zur Verbesserung der Situation für Pflegekräfte, Patienten und Bewohnende, Angehörige und das Management abholbereit zur Verfügung. Noch fehlt es jedoch in der Mehrzahl der Einrichtungen des Gesundheits- und Sozialwesens am Aufgreifen und Umsetzen der verfügbaren Ansätze und Interventionen.

Dieses kompakte Buch führt in den aktuellen Kenntnis- und Forschungsstand ein, erleichtert das Aufgreifen und bietet für speziellen beruflichen Bedarf zahlreiche Hinweise auf weitere Vertiefungsmöglichkeiten.

Autorenverzeichnis

Alle drei Autoren arbeiten seit vielen Jahren in der wissenschaftlichen Erschließung der Thematik sowie in der Verbreitung der Kenntnisse eng zusammen. Sie haben wegweisende Veröffentlichungen geschrieben und herausgegeben. Dabei bewegen sie sich gleichermaßen auf internationalem und wissenschaftlichem Niveau wie auch auf der praktischen, leicht verständlichen Anwenderebene in Schulung und Beratung von Patienten, Angehörigen, Lehrkräften, Pflegekräften und anderen Gesundheits- und Sozialberufen.

Johannes Nau, geb. 1959, lebt in Stuttgart/Ludwigsburg. Hauptamtlich leitet er das Evangelische Bildungszentrum für Gesundheitsberufe Stuttgart (EBZ). Krankenpflege ist sein erster Beruf und sein Wunschberuf. Schon bald engagierte er sich als Ausbilder und Lehrer und seit 1990 als Schulleiter in der Ausbildung weiterer Generationen von Pflegekräften. Studium an der Medizinische Fakultät (Charité) der Humboldt-Universität zu Berlin, Institut für Medizin-/Pflegepädagogik und Pflegewissenschaft, Studiengang Pflegepädagogik. Im Rahmen des „Berlin-Graz-Maastricht Doctoral Programme Nursing Science“ Promotion zum Doktor der Pflegewissenschaft. Ein Schwerpunkt seiner wissenschaftlichen Arbeit ist Aggressionsmanagement im Gesundheits- und Sozialwesen. Nau ist Verfasser zahlreicher deutschsprachiger sowie internationaler Veröffentlichungen und Vorträge sowie Lehrbeauftragter an mehreren Hochschulen.
Kontakt: j.nau@gmx.de

Nico Oud, geboren 1950, lebt in Amsterdam (NL) und hat ein Diplom in Krankenpflege (RN), in psychiatrischer Pflege (RMN) und in Pflegemanagement (N.Adm.). Er studierte an den Universitäten von Edinburgh und Maastricht und ist MSc (Master in Nursing Science = Doctorandus Health Care Sciences) Er arbeitete auch als Krankenpflegelehrer, Stationsleiter und Pflegedirektor an Krankenhäusern in den Niederlanden. Seit 1997 ist er selbstständiger Unternehmer mit zwei Firmen. Zum einen bietet er zusammen mit einem Partner Beratung & Training an, zum anderen hat er eine Firma für Beratung & Kongressmanagement. Mit beiden engagiert er sich

seit vielen Jahren für die Weiterentwicklung der Forschung, des Austauschs und der Ausbildung in Bezug auf den Umgang mit Aggression und Gewalt im Gesundheitswesen. Er organisiert regelmäßig die beiden weltweiten Kongresse „Violence in Clinical Psychiatry“ und „Violence in the Health Sector“ und arbeitet dabei mit zahlreichen internationalen Organisationen zusammen. Er ist Mitbegründer der European Violence in Psychiatry Research Group (EViPRG) und des European Network of Trainers in the Management of Aggression (ENTMA). Er forscht auch zur Thematik, hat dazu zahlreiche Artikel und Buchbeiträge veröffentlicht, unter anderem zur Aggressionswahrnehmungsskala (POPAS), die er auch entwickelt hat.
Kontakt: nico.oud@freeler.nl

Gernot Walter, geb. 1965, lebt in Mainhausen. Er ist Diplompflegewirt, Fachkrankenpfleger für Psychiatrie sowie Trainer und Ausbilder für Aggressionsmanagement. Er arbeitet als leitende Pflegekraft des Zentrums für seelische Gesundheit Groß-Umstadt an den Kreiskliniken Darmstadt-Dieburg. Er arbeitet mit an der DGPPN-Leitlinie „Therapeutische Maßnahmen bei aggressivem Verhalten“ sowie bei der Informations-DVD der GUVV „Risiko Übergriff“. Er ist Leiter der AG „Umgang mit freiheitsentziehenden Maßnahmen“ der DFPP und Vorstandsmitglied des European Network for Trainers in the Management of Aggression (ENTMA). Er hat zahlreiche Artikel zur Thematik sowie zusammen mit Nico Oud das Buch „Aggression in der Pflege“ veröffentlicht.
Kontakt: post@gernotwalter.de

Literaturverzeichnis

Abderhalden, C., Hahn, S., Bonner, Y.D. B. & Galeazzi, G.M. (2006). Users' perception and views on violence and coercion in mental health. In D. Richter & R. Whittington (Hrsg.), *Violence in Mental Health Settings* (pp. 69–92). New York: Springer.

Ajzen, I. (2005). *Attitudes, Personality and Behavior* (2nd ed.). Maidenhead: Open University Press.

Anderson, C.A. (2000). Violence and Aggression. In A.E. Kazdin (Hrsg.), *Encyclopedia of Psychology* (Vol. 8, pp. 162–169). Oxford – New York: American Psychological Association & Oxford University Press.

Anderson, C.A. & Bushman, B.J. (2002). Human aggression. *Annual Review of Psychology, 53*, 27–51.

Bandura, A. (1973). Aggression: a social learning analysis. Englewood Cliffs: Prentice-Hall.

Bandura, A. (1983). Psychological Mechanisms of Aggression. In R.G. Geen & E.I. Donnerstein (Hrsg.), *Aggression: Theoretical and Empirical Reviews* (pp. 1–40). New York: Academic Press.

Bjørkly, S. (2006). Psychogical Theories of Aggression: Principles and Application to Practice. In D. Richter & R. Whittington (Hrsg.), *Violence in Mental Health Settings: Causes, Consequences, Management* (pp. 27–46). New York: Springer.

Boldt, A. & Zeh, A. (2007). *Gewalt und Aggression in Betreuungsberufen*. Retrieved 17.07.2008, from http://www.bgw-online.de/internet/generator/Inhalt/Online-Inhalt/Medientypen/bgw_20themen/TP-PUGA__Gewalt__und__Aggression__in__Betreuungsberufen,property=pdfDownload.pdf

Bonillo, M., Heidenblut, S. & Philipp-Metzen, H.E. (2013). *Gewalt in der familialen Pflege: Prävention, Früherkennung, Intervention – Ein Manual für die ambulante Pflege*. Stuttgart: Kohlhammer.

Bowers, L. (2014). Safewards: a new model of conflict and containment on psychiatric wards. *Journal of Psychiatric and Mental Health Nursing, 21*(6), 499–508. doi:10.1111/jpm.12129

Breakwell, G. (1997). *Coping aggressive behaviour: personal and professional development*. Leicester: British Psychological Society.

Breakwell, G. (1998). *Aggression bewältigen: Umgang mit Gewalttätigkeit in Klinik, Schule und Sozialarbeit*. Bern: Huber.

Buijssen, H. (1997). Über den Berg – Selbsthilfe und Nachbetreuung bei traumatischen Ereignissen (Self-help and aftercare after traumatic incidents). Utrecht.

Bundesministerium für Familie Senioren Frauen und Jugend. (2002). *Vierter Bericht zur Lage der älteren Generation: Risiken, Lebensqualität und Versorgung Hochaltriger – unter besonderer Berücksichtigung demenzieller Erkrankungen und Stellungnahme der Bundesregierung*. Berlin.

Bundesverband der Unfallkassen. (2002). *Verbandbuch Ausgabe Oktober 1994*. Retrieved 25.02.2016, from http://unfallkasse-nrw.de/management-bcp/_docs/pdf/guv/guv-i_511-1.pdf

Burkhardt, M. (2003). *Projekt STOP: Stuttgarter Ordnungspartnerschaft gegen häusliche Gewalt. Abschlussbericht und Materialsammlung*. Retrieved 14.07.2010, from http://www.stuttgart.de/item/show/305805/1/publ/4483?

Camerino, D., Estryn-Behar, M., Conway, P.M., van Der Heijden, B.I. & Hasselhorn, H.M. (2008). Work-related factors and violence among nursing staff in the European NEXT study: a longitudinal cohort study. *International Journal of Nursing Studies, 45*(1), 35–50.

Colton, D. (2004). *Checklist for Assessing Your Organization's Readiness for Reducing Seclusion and Restraint*. Retrieved 25.04.2017, from http://www.ccca.dbhds.virginia.gov/content/S&R%20Checklist%20-%202010.pdf

Cooper, C.L. & Swanson, N. (2002). *Workplace violence in the health sector: State of the Art*. Retrieved 03.01.2008, from http://www.who.int/violence_injury_prevention/injury/en/WVstateart.pdf

Correia, I., Vala, J. & Aguiar, P. (2001). The Effects of Belief in a Just World and Victim's Innocence on Secondary Victimization, Judgements of Justice and Deservingness. *Social Justice Research, 14*(3), 327–342.

Cox, T. & Cox, S. (1993). *Psychosocial and organisational hazards: Control and Monitoring*. Copenhagen.

Danesh, V.C., Malvey, D. & Fottler, M.D. (2008). Hidden workplace violence: what your nurses may not be telling you. *Health Care Management (Frederick), 27*(4), 357–363. Retrieved from http://www.ncbi.nlm.nih.gov/entrez/query.fcgi?cmd=Retrieve&db=PubMed&dopt=Citation&list_uids=19011419

Dollard, J., Doob, L.W., Miller, N.E., Mowrer, O.H. & Sears, R.R. (1939). *Frustration and Aggression*. New Haven: Yale University Press.

Dorfmeister, G., Stefan, H. & Needham, I. (2009a). *Aggressions- und Deeskalationsmanagement in Krankenhäusern und Geriatriezentren*. Retrieved 28.10.2017, from http://aggressionsmanagement.at/media/docs/Stefan_Aggression_Artikel.pdf

Dorfmeister, G., Stefan, H. & Needham, I. (2009b). Umgang mit Aggression und Gewalt in Krankenhäusern und Pflegeeinrichtungen. Österreichische Pflegezeitschrift. Zeitschrift des Österreichischen Gesundheits- und Krankenpflegeverbandes, (8–9), 18–21. Retrieved 10.06.2017, from www.oegkv.at/fileadmin/user_upload/OEPZ 08-09_2009.pdf

Duxbury, J. (2002). An evaluation of staff and patient views of and strategies employed to manage inpatient aggression and violence on one mental health unit: A pluralistic design. *Journal of Psychiatric and Mental Health Nursing*, 9, 325–337.

Duxbury, J. & Whittington, R. (2005). Causes and management of patient aggression and violence: staff and patient perspectives. *Journal of Advanced Nursing, 50*(5), 469–478.

Estryn-Behar, M., v. d. Heijden, B., Camerino, D., Fry, C., Le Nezet, O., Conway, P.M. & Hasselhorn, H.P. (2008). Violence risks in nursing-results from the European ‚NEXT' Study. *Occupational Medicine*, 58, 107–114.

Ferns, T. (2006). Under-reporting of violent incidents against nursing staff. *Nursing Standards, 20*(40), 41–45. Retrieved from http://www.ncbi.nlm.nih.gov/entrez/query.fcgi?cmd=Retrieve&db=PubMed&dopt=Citation&list_uids=16802588

Fieguth, A. (2008). Gewalt und Misshandlung in höherem Lebensalter. In G. Lob, M. Richter, F. Pühlhofer & J. Siegrist (Hrsg.), *Prävention von Verletzungen: Risiken erkennen, Strategien entwickeln – eine ärztliche Aufgabe*. Stuttgart – New York: Schattauer: 205–216.

Friedemann, M.-L. & Köhlen, C. (2003). *Familien- und umweltbezogene Pflege* (2. Aufl.). Bern, Göttingen, Toronto, Seattle: Huber.

Galtung, J. (2007). *Konflikte und Konfliktlösungen*. Berlin: Kai Homilius Verlag.

Geen, R. G. (1990). *Human aggression*. Milton Keynes: Open University Press.

Gerlach, K. (2013). Häusliche Gewalt. In M. Grassberger, E. E. Türk & K. Yen (Hrsg.), *Klinisch-forensische Medizin* (pp. 227–242). Wien – New York: Springer.

Görgen, T. & Rabold, S. (2007a). Misshandlung und Vernachlässigung älterer Menschen durch ambulante Pflegekräfte. *Zeitschrift für Gerontologie und Geriatrie*, 40, 366–374.

Görgen, T., Rabold, S. & Herbst, S. (2007b). *Ist die Hand, die pflegt, auch die Hand, die schlägt? Ergebnisse einer Befragung ambulanter Pflegekräfte zur Misshandlung und Vernachlässigung älterer Menschen in der häuslich-professionellen Pflege*. Retrieved 27.01.2010, from http://www.kfn.de/versions/kfn/assets/mfp4.pdf

Grassberger, M. & Püschel, K. (2013a). Forensische Gerontologie – Gewalt gegen alte Menschen. In M. Grassberger, E. E. Türk & K. Yen (Hrsg.), *Klinisch-forensische Medizin* (pp. 243–264). Wien – New York: Springer.

Grassberger, M., Türk, E. E. & Yen, K. (Hrsg.). (2013b). *Klinisch-forensische Medizin*. Wien – New York: Springer.

Gräßel, E. (1998). Pflege dementiell und nicht dementiell Erkrankter: Teil II Gesundheit und Belastung der Pflegenden. *Zeitschrift für Gerontologie und Geriatrie, 31*(1), 57–62.

Haberkern, K. & Szydlik, M. (2008). Pflege der Eltern – Ein europäischer Vergleich. *Kölner Zeitschrift für Soziologie und Sozialpsychologie, 60*(1), 78–101.

Hahn, S., Zeller, A., Needham, I., Kok, G., Dassen, T. & Halfens, R. J. G. (2008). Patient and visitor violence in general hospitals: A systematic review of the literature. *Aggression and Violent Behavior*, 13, 431–441. doi: 10.1016/j.avb.2008.07.001

Heckemann, B., Breimaier, H. E., Halfens, R. J., Schols, J. M. & Hahn, S. (2016). The participant's perspective: learning from an aggression management training course for nurses. Insights from a qualitative interview study. *Scandinavian Journal of Caring Science, 30*(3), 574–585. doi:10.1111/scs.12281

Hirsch, R. D. & Brendebach, C. (1999). Gewalt gegen alte Menschen in der Familie: Untersuchungsergebnisse der „Bonner HsM-Studie". *Zeitschrift für Gerontologie und Geriatrie, 32*(6), 449–455.

International Council of Nurses – ICN. (2007). *Guidelines on coping with violence in the workplace*. Retrieved 10.06.2017, from http://www.icn.ch/images/stories/documents/publications/guidelines/guideline_violence.pdf

International Labour Office – ILO, ICN, WHO, PSI. (2002). *Framework Guidelines for Addressing Workplace Violence in the Health Sector*. Retrieved 13.08.2017, from http://www.who.int/violence_injury_prevention/violence/activities/workplace/en/

Kienzle, T. & Paul-Ettlinger, B. (2006). *Aggression in der Pflege* (2. überarb. u. erw. Aufl.). Stuttgart: Kohlhammer.

Kuhn, T. S. (2012). *The Structure of Scientific Revolutions: 50th Anniversary Edition* (4th ed.). Chicago: University of Chicago Press.

Lamura, G., Döhner, H. & Kofahl, C. (Hrsg.). (2008). *Family Carers of Older People in Europe. A six-country comparatative study*. Hamburg: LIT Verlag.

Lebel, J. & Goldstein, R. (2005). *The economic cost of using restraint and the value added by restraint reduction or elimination. Psychiatric Services, 56*(9), 1109–1114. Retrieved from http://www.ncbi.nlm.nih.gov/entrez/query.fcgi?cmd=Retrieve&db=PubMed&dopt=Citation&list_uids=16148326

Lehner, E. & Schopf, A. (2009). *Breaking the taboo – Gewalt gegen ältere Frauen in der Familie: Erkennen und Handeln*. Retrieved 02.02.2010, from http://www.roteskreuz.at/pflege-betreuung/weitere-projekte/

Lerner, M.J. & Miller, D.T. (1978). Just World Research and the Attribution Process: Looking Back and Ahead. *Psychological Bulletin, 85*(5), 1030–1051.

Lorenz, K. (1976). *Das sogenannte Böse – Zur Naturgeschichte der Aggression* [On Aggression] (4th ed.). München: Deutscher Taschenbuchverlag.

Mavandadi, V., Bieling, P.J. & Madsen, V. (2016). Effective ingredients of verbal de-escalation: validating an English modified version of the ‚De-Escalating Aggressive Behaviour Scale'. *Journal of Psychiatric and Mental Health Nursing, 23*(6–7), 357–368. doi: 10.1111/jpm.12310

May, D.D. & Grubbs, L.M. (2002). The extent, nature, and precipitating factors of nurse assault among three groups of registered nurses in a regional medical center. *Journal of Emergency Nursing, 28*(1), 11–17. Retrieved from http://www.ncbi.nlm.nih.gov/entrez/query.fcgi?cmd=Retrieve&db=PubMed&dopt=Citation&list_uids=11830728

Montada, L. & Lerner, M.J. (1998). *Responses to Victimizations and Belief in a Just World*. New York – London: Plenum Press.

Morrison, E.F. (1990). Violent psychiatric inpatients in a public hospital. *Scholarly inquiry for nursing practice, 4*(1), 65–82.

National Health Service – Security Management Service. (2010). *Cost of violence against NHS staff – A report summarising the economic cost to the NHS of violence against staff.* Retrieved 30.12.2015, from https://www.google.de/url?sa=t&rct=j&q=&esrc=s&source=web&cd=1&cad=rja&uact=8&ved=0ahUKEwiky9iihITKAhUDw3IKHTmjBQwQFggdMAA&url=http%3A%2F%2Fwww.nhsbsa.nhs.uk%2FSecurityManagement%2FDocuments%2FSecurityManagement%2F2007_2008_Cost_of_Violence_Against_NHS_StaffFINAL.pdf&usg=AFQjCNHHWfh0ew4GOvWYh-kQ_elMbXso7A.

National Institute for Health and Care Excellence (NICE). (2005). *The short-term management of disturbed/violent behaviour in in-patient psychiatric settings and emergency departments (clinical practice guidelines)*. Retrieved 22.11.2005, from http://www.nice.org.uk/page.aspx?o=cg025

National Institute for Health and Care Excellence (NICE). (2015). *Violence and aggression: short-term management in mental health, health and community settings*. Retrieved 02.01.2016, from http://www.nice.org.uk/guidance/ng10

Nau, J. (2014). A training course in aggression management for nursing students: Its aims, contents and benefits. In I. Needham, M. Kingma, K. McKenna, O. Frank, C. Tuttas, S. Kingma & N. Oud (Hrsg.), *Violence in the Health Sector – Proceedings of the Fourth International Conference on Violence in the Health Sector: Towards safety, security and wellbeing for all* (pp. 111–115). Amsterdam: Kavanah. Retrieved 09.01.2016, from http://www.oudconsultancy.nl/oudsite/oudconsultancy-a.html

Nau, J., Dassen, T., Halfens, R. & Needham, I. (2007). Nursing students' experiences in managing patient aggression. *Nurse Education Today, 27*(8), 933–946. doi:10.1016/j.nedt.2007.01.007

Nau, J., Dassen, T., Halfens, R. & Needham, I. (2010a). Aggressive Patienten und Angehörige – Die Perspektive der Pflegeschüler/-innen. *PADUA – Die Fachzeitschrift für Pflegepädagogik*, 3, 6–11.

Nau, J., Dassen, T., Needham, I. & Halfens, R. (2011). Sensitivity, specificity and predictive value of Confidence in Managing Patient Aggression Scale on de-escalating behaviour. *Journal of Clinical Nursing, 20*(17–18), 2584–2586.

Nau, J., Halfens, R., Dassen, T. & Needham, I. (2009a). Comparing instruments to evaluate the effectiveness of training in the management of aggression: Self-assessment (Thackrey-Scale) versus expert-appraisal (DABS). In I. Needham, P. Callaghan, T. Palmstierna, H. Nijman & N. Oud (Hrsg.), *Proceedings of the 6th European Congress on Violence in Clinical Psychiatry* (pp. 367–368). Amsterdam: Kavanah.

Nau, J., Halfens, R., Needham, I. & Dassen, T. (2010b). Aggressionsmanagement – der blinde Fleck in Pflegeausbildungen. *Psychiatrische Pflege Heute*, 3, 150–157.

Nau, J., Needham, I., Dassen, T. & Halfens, R. (2009b). Development and Psychometric Testing of the De-escalating Aggressive Behaviour Scale. *Journal of Advanced Nursing, 65*(9), 1956–1964.

Nau, J., Oud, N. E. & Walter, G. (2010c). Explaining, Reflecting and Managing Aggression and Violence in Health Care using the NOW-Model. In I. Needham et al. (Hrsg.), *Proceedings of the second International Conference on Workplace Violence in the Health Sector: From Awareness to Sustainable Action*. Dwingeloo: Kavanah (accepted for publication).

Nau, J., Walter, G. & Oud, N. (2012). Ausbildung von Multiplikatoren und Training von Mitarbeitern. In G. Walter, J. Nau & N. Oud (Hrsg.), *Aggression und Aggressionsmanagement – Praxishandbuch für Gesundheits- und Sozialberufe* (pp. 537–551). Bern: Huber.

Needham, I., Abderhalden, C., Halfens, R., Fischer, J. E. & Dassen, T. (2005). Non-somatic effects of patient aggression on nurses: a systematic review. *Journal of Advanced Nursing, 49*, 283–296.

Needham, I., Kingma, M., McKenna. K, Frank, O., Tuttas, C., Kingma, S. & Oud, N. (Hrsg.). (2014). *Violence in the Health Sector – Proceedings of the Fourth International Conference on Violence in the Health Sector: Towards safety, security and wellbeing for all*. Amsterdam: Kavanah.

Needham, I., McKenna, K., Frank, O. & Oud, N. (Hrsg.). (2016). *Violence in the Health Sector – Proceedings of the Fifth International Conference on Violence in the Health Sector: Broadening our view – responding together*. Dwingeloo: Kavanah.

NHS Securitiy Management Services. (2005). *Promoting Safer and Therapeutic Services: Implementing the National Syllabus in Mental Health and Learning Disability Services*. Retrieved 01.11.2009, from http://www.nhsbsa.nhs.uk/SecurityManagement/Documents/psts_implementing_syllabus.pdf

Oud, N. (2015). *Ein Überblick über die internationale Entwicklung*. Paper presented at the „high noon?" Gewalt und Deeskalation in Gesundheitseinrichtungen, Wien. http://www.pflegenetz.at/fileadmin/templates/redaktion_bilduploads/Oud_high%20noon.pdf

Paterson, B., Leadbetter, D. & Miller, G. (2005). *Beyond Zero Tolerance: a varied approach to workplace violence. British Journal of Nursing, 14*(15), 810–815.

Popper, K. (1993). *Objektive Erkenntnis: ein evolutionärer Entwurf* (4th ed.). Hamburg: Hoffmann und Campe.

Rensing, L., Koch, M., Rippe, B. & Rippe, V. (2006). *Mensch im Stress: Psyche, Körper, Moleküle*. München: Elsevier.

Richter, D. (2007). *Patientenübergriffe – Psychische Folgen für Mitarbeiter. Theorie, Empirie, Prävention*. Bonn: Psychiatrie-Verlag.

Richter, D. (2012). Theorien und Modelle für Aggression und Gewalt gegen Mitarbeiter im Gesundheitswesen. In G. Walter, J. Nau & N. Oud (Hrsg.), *Aggression und Aggressionsmanagement – Praxishandbuch für Gesundheits- und Sozialberufe* (pp. 62–88). Bern: Huber.

Richter, D., Metzenthin, P. & Hahn, S. (2013). Patient/inn/enaggression in somatischen Akutspitälern – Eine explorative qualitative Studie. *Pflegenetz*, (02), 21–25.

Rintoul, Y., Wynaden, D. & McGowan, S. (2009). *Managing aggression in the emergency department: promoting an interdisciplinary approach. International Emergency Nursing, 17*(2), 122–127. Retrieved from http://www.ncbi.nlm.nih.gov/entrez/query.fcgi?cmd=Retrieve&db=PubMed&dopt=Citation&list_uids=19341998

Schneekloth, U. (2006). Entwicklungstrends und Perspektiven in der häuslichen Pflege. *Zeitschrift für Gerontologie und Geriatrie*, 39, 405–412.

Selg, H. (1971). *Zur Aggression verdammt? Eine Überblick über die Psychologie der Aggression* (überarb. und erw. Aufl., Vol. 4). Stuttgart – Berlin – Köln – Mainz: Kohlhammer.

Speroni, K. G., Fitch, T., Dawson, E., Dugan, L. & Atherton, M. (2014). Incidence and cost of nurse workplace violence perpetrated by hospital patients or patient visitors. *Journal of Emergency Nursing, 40*(3), 218–228, quiz 295. doi:10.1016/j.jen.2013.05.014

Statistisches Bundesamt. (2015). *Pflegestatistik 2013: Pflege im Rahmen der Pflegeversicherung – Deutschlandergebnisse*. Retrieved 02.01.2016, from https://www.destatis.de/DE/Publikationen/Thematisch/Gesundheit/Pflege/PflegeDeutschlandergebnisse5224001139004.pdf;jsessionid=D0C5F18AAE73BC871299B2BC014C2C4B.cae3?__blob=publicationFile

Stefan, H., Nau, J. & Dorfmeister, G. (2009, unpublished). *Aggressives Verhalten von Patienten und Besuchern gegenüber Schülerinnen und Schülern der Gesundheits- und Krankenpflege: Eine Querschnittsanalyse aus Österreich und Deutschland.*

Tausch, R. & Tausch, A.-M. (1981). *Gesprächspsychotherapie* (8. Aufl.). Göttingen – Toronto – Zürich: Verlag für Psychologie Dr. C. J. Hogrefe.

Tedeschi, J. T. & Felson, R. B. (1994). *Violence, Aggression and Coercive Actions* (1st ed.). Washington: American Psychological Association.

Thoma, J., Zank, S. & Schacke, C. (2004). Gewalt gegen demenziell Erkrankte in der Familie: Datenerhebung in einem schwer zugänglichen Forschungsgebiet. *Zeitschrift für Gerontologie und Geriatrie*, 37, 349–350.

Thomas, A. (2010). Tipps für ein professionelles Beschwerdemanagement. Patient wegen Wartezeit verärgert: was tun? *MMW Fortschritte der Medizin, 152*(23), 10. Retrieved from http://www.mmw.de/mmw/unternehmen_arztpraxis/praxismanagement/content-144661.html

Unfallkassen. (2010). *Risiko Übergriff: Konfliktmanagement im Gesundheitswesen – Eine interaktive DVD mit vielen Videos und Handlungshilfen sowie umfangreichem Informationsmaterial zum Download im pdf-Format*. Retrieved 25.04.2017, from http://gesundheitsdienstportal.de/risiko-uebergriff/

Vester, F. (1993). *Phänomen Stress*. München: dtv.

von Hirschberg, K.-R., Zeh, A. & Kähler, B. (2009). *Gewalt und Aggression in der Pflege – Ein Kurzüberblick.* Retrieved 13.06.2017, from https://www.bgw-online.de/DE/Arbeitssicherheit-Gesundheitsschutz/Grundlagen-Forschung/GPR-Medientypen/Wissenschaft-Forschung/BGW08-00-113-Gewalt-und-Aggression-in-der-Pflege-Kurzueberblick.html

Wahl, K. (2009). *Aggression und Gewalt: Ein biologischer, psychologischer und sozialwissenschaftlicher Überblick.* Heidelberg: Spektrum Akademischer Verlag – Kindle Edition.

Walter, G., Nau, J. & Oud, N. (2012). In G. Walter, J. Nau & N. Oud (Hrsg.), *Aggression und Aggressionsmanagement – Praxishandbuch für Gesundheits- und Sozialberufe.* Bern: Huber.

Walter, G., Nau, J. & Oud, N. (2012a). Das NOW-Modell. In G. Walter, J. Nau & N. Oud (Hrsg.), *Aggression und Aggressionsmanagement: Praxishandbuch für Gesundheits- und Sozialberufe* (pp. 88–96). Bern: Huber.

Walter, G., Nau, J. & Oud, N. (2012b). Organisationsbezogene Interventionen. In G. Walter, J. Nau & N. Oud (Hrsg.), *Aggression und Aggressionsmanagement – Praxishandbuch für Gesundheits- und Sozialberufe* (pp. 507–536). Bern: Huber.

Walter, G., Nau, J., Oud, N. (2012c). Präventiver Umgang mit Aggression und Gewalt im Gesundheitswesen. In G. Walter, J. Nau & N. Oud (Hrsg.), *Aggression und Aggressionsmanagement: Praxishandbuch für Gesundheits- und Sozialberufe.* Bern: Huber.

Walter, G., Nau, J. & Oud, N. (2012d). Psychosoziale Interventionen. In G. Walter, J. Nau & N. Oud (Hrsg.), *Aggression und Aggressionsmanagement – Praxishandbuch für Gesundheits- und Sozialberufe* (pp. 158–192). Bern: Hans Huber.

Walter, G., Nau, J. & Oud, N. (Hrsg.). (2012e). *Aggression und Aggressionsmanagement: Praxishandbuch für Gesundheits- und Sozialberufe.* Bern: Huber.

Watzlawick, P., Beavin, J.H. & Jackson, D.D. (1985). *Menschliche Kommunikation* [Pragmatics of Human Communication. A Study of Interactional Patterns, Pathologies and Paradoxes] (7th ed.). Bern – Stuttgart – Toronto: Huber.

Whittington, R. & Richter, D. (2006). From the Individual to the Interpersonal: Environment and Interaction in the Escalation of Violence in Mental Health Settings. In R. Whittington & D. Richter (Hrsg.), *Violence in Mental Health Settings: Causes, Consequences, Management* (pp. 47–68). New York: Springer.

WHO. (2002). *World report on violence and health.* Retrieved 09.07.2010, from http://www.who.int/violence_injury_prevention/violence/world_report/en/

Zank, S. & Schacke, C. (2013). *Abschlussbericht Projekt Potentiale und Risiken in der familialen Pflege alter Menschen*, S. Zank & C. Schacke (Hrsg.), Retrieved 02.01.2016, from http://www.hf.uni-koeln.de/data/gerontologie/File/PURFAM%20Abschlussbericht%20Onlinefassung_2015.pdf

Zarola, A. & Leather, P. (2006). Violence management training: The development of effective trainers in the delivery of violence management training in healthcare settings. Retrieved 24.04.2017, from http://www.hse.gov.uk/research/rrpdf/rr495.pdf

Zeh, A., Kuhnert, S., Nienhaus, A. & Richter, D. (2009). *Effect of a nationwide implementation of an aggression management training course: A multilevel qualitative evaluation approach* – Oral Presentation on the 6th European Congress on Violence in Clinical Psychiatry, Stockholm Sweden 2009. Oral Presentation on the 6th European Congress on Violence in Clinical Psychiatry. Berufsgenossenschaft für Gesundheit und Wohlfahrtspflege, unpublished.

Zeller, A., Needham, I. & Halfens, R. (2006). Effect of a training course in management of aggression and violence on nursing students. *Pflege*, 19, 251–258.

Sachwortverzeichnis